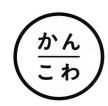

Don't be Afraid of
Working in Infection
Prevention and Control

感染対策は
こわくない！

ICT初心者のための必携対応マニュアル

著 | 中村 造 ITARU NAKAMURA

南江堂

序　文

　院内感染対策とは，とっつきづらい，苦手意識を感じやすい分野である．臨床感染症の面白さを感じ，感染症専門医になろうと心に決め，臨床経験を積んでいた頃，私も感染対策チーム（ICT）の一員になることになった．大体 15 年ほど前のことだが，とにかく困ったことは，わかりやすい教科書がないことであった．どれを読んでも言葉遣いが不自然で，ガイドラインの翻訳を読むと瞬時に眠くなり，何とか読み進めても内容が頭に残っていない．何とも億劫な経験であった．結局は on the job で困ったことをその都度，調べたり知識のある人に相談して教えてもらったりの連続だった．まずは標準予防策とは何なのか，経路別予防策との差は何かを理解することが大変だったことを今でも覚えている．

　新型コロナウイルス感染症の大流行により，これまで感染対策を担当してこなかった管理者が院内感染対策のリーダーにならなければならず，何から手を付けたらよいのか，分からぬまま走り続けているのだろうと思う．何が妥当な対策なのかを考える時間もなく，誰か気軽に相談できる専門家が近くにいるわけでもなく．そして，この流行により新たに感染管理の認定看護師を目指す人も増えている．

　自分が当初，感染対策の勉強を始めた頃と比較して，感染対策の教科書は増えてはきたものの，いまだ初学者向けの本が不足しており，またプラクティカルな方法を記載しているものも少ない．本書では，実際に知識をどう整理し，何を根幹にして考え，何を目指して前に進めばよいかを，実務経験を踏まえた言葉で説明するように心がけた．これから感染対策の責任者にならなければならない医師や，これから専門研修を受ける看護師を主な対象とし，若干のエビデンスを示しつつも，むしろ「実際にどうしたらいいのか」の疑問に答えるようにした．

　本書が，感染対策に苦手意識を持たず，感染対策を担当することが怖くないように，少しでも参考になるものになれれば嬉しいばかりである．

2023 年 1 月

中村　造

目　次

序章　感染対策の基礎知識

第Ⅰ章　感染対策の担当になったらまず何をするか

第II章　感染対策の基本を押さえたら，次に何をするか

第III章　現場の課題をどう解決するか（標準編）

第IV章　現場の課題をどう解決するか（実践編）

第 Ⅴ 章　現場の課題をどう解決するか（緊急対応編）

綴じ込み付録

抗菌薬スペクトラム表

抗菌薬推奨投与量表

序　章

感染対策の基礎知識

感染対策の領域は，とにかくとっつきづらい，独特な分野だと感じる人が多いのではないでしょうか．私もこの領域に踏み入れたときに同じように感じました．概念論から始まり，特有の言葉づかいが多く，本を読むにしても，つまずいてしまうことが多かったことを覚えています．そこで，この先を読み進めるために，まず最低限の基礎知識をこの章で解説しようと思います．

1 そもそも感染対策は なぜ必要なのか？

　感染対策を進める上で，この必要性についての理解があると，様々な壁にぶつかったときに，腑に落ちることが多いと感じます．ときに感染対策の専門家は，周囲に文句を言われることがあります．このときに，感染対策がなぜ必要と考えられているのか，感染対策はなんのために行う必要があるのか，この前提がぶれずに心に残っていれば，解決の糸口にたどりつくことができるでしょう．

気づかぬうちに広がり，発症した人は大きな損害を被る

　新型コロナウイルス感染症（COVID-19）の感染拡大を見るとよくわかりますが，感染症は潜伏期が存在するものが多いため，人から人へ伝播しているときには症状がなく気づかないことがほとんどです．その後，発症したり，微生物検査で原因となる微生物が証明されたりして，突然，伝播や感染に気づくのです．ときに発症してからでないと気づかないこともあります．**感染に気づいたときにはすでに手遅れで，多くの場合はすでに感染が広がった後です．発症した人は感染症の症状により大きな被害を被り**，その間にも新たな感染者が潜伏期のうちにさらに感染を広げ……と，一気に感染が広がってしまう可能性があります．

　つまり，感染症の拡大を食い止めるためには，感染する前に伝播を阻止する予防が大切となり，日ごろから伝播を抑制するような行動や管理を行う必要があるというわけです．

患者は別の目的で通院／入院している

　特に，医療施設で感染伝播が起きる場合，感染するのは感染症の治療ではなく別の目的で通院／入院している人で，通院／入院を契機に医療施設内でその感染症に罹患するということになります．つまり，**患者からすると本来の期待とは異なる疾患が治療対象に加わる**わけです．これはその医療施設に通院／入院しなければ被らなかった被害であり，しかももともとの症状に加わる合併症として，健康な人よりも影響が大きくなります．この点においても，医療施設内での感染症の伝播は可能な限りゼロにしなければならないものとなります．

個々の医療者の努力では怠りがち

　個別の医療者が対策を行う相手として，感染症はとても手ごわく難しいもので，ときに怠りがちです．多くの場合，医療者は自分の患者を診断・治療したりケアしたりすることで精いっぱいで，感染対策は専門外という方が少なくありません．しかも，**感染対策は対患者ではなく対組織や対物の対策やルール作りが必要となる**ため，一般的な医療者の仕事と少し毛色が異なります．そのため，Infection Control Team（ICT）などの組織横断的な活動をするチームによる対策が必要となります．

2 免疫細胞の基礎知識

　"免疫が落ちている"という言葉をよく聞きますが，一言で免疫が落ちると言っても実際にはそう単純なものではなく，そもそも免疫の機序やその役割は様々です．免疫機能が落ちている患者では，感染伝播が予想もしないパターンで発生することがあります．また，潜伏期や感染可能時期が延長したり，症状が非典型的になったりすることがあります．そのため，感染対策を勉強するためには，免疫の基礎知識が必要となります．感染対策の観点からは，下記のように整理することで理解がしやすくなります．

ICT では好中球，リンパ球，抗体の数値に注意！

● 好中球　：細菌に対する免疫細胞
　　　　　　抗がん剤使用中に低下しやすい．一般細菌，特に緑膿菌
　　　　　　に注意！

● リンパ球：ウイルス，*Pneumocystis Jirovecii* などに対する
　　　　　　免疫細胞
　　　　　　ステロイドや免疫抑制薬で低下が起こりやすい
　　　　　　アスペルギルスに注意！

● 抗体　　：一度感染したことがある感染症に対する免疫の反応

ただし，他に数値化できない免疫低下もあるので気をつけること

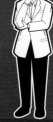

好中球（neutropil：略語 NEUT）

　様々な免疫細胞のうち，特に感染対策の観点から役割が身近なのは好中球です．好中球は微生物の中でも細菌に対する免疫細胞であり，好中球の低下はすなわち**細菌感染症の劇症化**に繋がります．特に抗がん剤の使用中に発生しやすく，**好中球の数値が低下してきた場合は，緑膿菌を主とする細菌感染症に注意**が必要と言えます．

リンパ球（lymphocyte：略語 LYMPO）

　リンパ球は，細菌よりもウイルスや *Pneumocystis Jirovecii*（ニューモシスチス肺炎の起因菌）に対する免疫細胞であり，リンパ球低下症例で注意すべき疾患は好中球低下症例とは異なります．**リンパ球低下症例では，前述のニューモシスチス肺炎やサイトメガロウイルス感染症，侵襲性の真菌感染症**が発生しますが，これはリンパ球低下の程度が高度で長期に及ぶ症例でみられることが典型的です．

　臨床で遭遇する高度なリンパ球低下は，ステロイドの投与や免疫抑制薬の投与，進行した HIV（ヒト免疫不全ウイルス）感染症などが原因となっていることが多いです．なお，リンパ球低下は**「細胞性免疫不全」**と表現することもあります．真菌のアスペルギルスによる急速進行性の致死病態である侵襲性アスペルギルス症は長期のリンパ球低下がリスクとなります．

抗　体

　生物の体は，一度感染したことがある感染症に対しては，それに対する抗体を産生することができます．主にリンパ球の B 細胞がその役割を担います．この抗体の産生能力が低下する状態を，前述の細胞性免疫不全に対して**「液性免疫不全」**と言います．液性免疫不全では，例えば，肺炎球菌やインフルエンザ桿菌への抵抗力が低下するとされています．つまりこ

れらの症例では，肺炎球菌ワクチンやインフルエンザ桿菌ワクチンを，他の症例よりも優先して接種すべきと言えます．

抗体のうち，特に**中和抗体と呼ばれる抗体が形成されると，感染防御抗体としての役割が強くなり**，以後の再感染が原則として発生しなくなります．例えば B 型肝炎の HBs 抗体がこれにあたります．B 型肝炎ワクチンを接種すると中和抗体である HBs 抗体が体内に形成され，抗体が陽性であれば以降は感染しなくなります．

一方で，感染した結果産生される抗体の中でも，中和抗体ではなく感染抗体と呼ばれる抗体のみが形成される疾患もあります．HIV 抗体や C 型肝炎の HCV 抗体，B 型肝炎の HBc 抗体，梅毒の TP 抗体定性（TPLA）などがこれに当たります．これらの疾患の場合には，抗体が陽性でも，以後の再感染を防ぐことができず防御効果はなく，感染契機があれば何度でも感染が成立します．

基礎疾患による免疫低下

このほか，慢性腎不全や透析，肝疾患，呼吸器疾患，循環器疾患など基礎疾患があることによる免疫低下も発生します．しかし，これらは前述の好中球やリンパ球などのように数値化しにくいため，「免疫低下」という言葉が漠然と使用される傾向にあります．

確かに，**基礎疾患があると，好中球やリンパ球の数字が正常でも，細胞機能が弱くなる**ことがあります．また，院内で伝播する微生物の感染はこれらの基礎疾患を持つ症例に多くみられますが，これが基礎疾患に伴う免疫不全ゆえに伝播するのか，それとも基礎疾患による入院や外来通院など医療曝露が多いために伝播しやすいのかは，明確にはわからないことが多いです．

3 細菌・ウイルスって いったい何者？

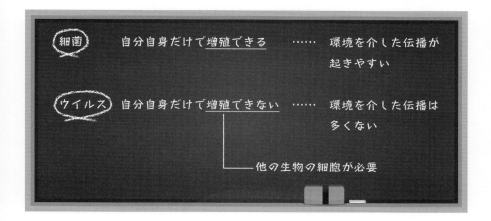

細菌とウイルスは，臨床で遭遇することの多い微生物です．他に寄生虫が含まれますが，遭遇する頻度はかなり下がります．

細 菌

細菌は，肉眼では見えませんが，顕微鏡で拡大することで見えるサイズ（1 μm ほど）の微生物で，グラム染色で色を付けることでその存在を目立つようにすることが可能です（**図1**）．例えばブドウ球菌や大腸菌，緑膿菌がその代表例で，名称として「○○菌」と呼ばれることが一般的ですが，菌によっては日本語名がなく，エンテロバクター（*Enterobacter*）やセラチア（*Serratia*）などの名前で呼ばれます．

細菌の特徴として重要なのが，**自分で増殖する**ことが可能であることです．温度や湿度を発育にいい状態に整えれば，病室の床や壁，器具の表面などでも自ら増殖し生き延びることが可能です．**人体から離れても生存で**

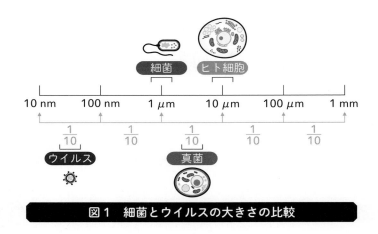

図1　細菌とウイルスの大きさの比較

きるという特性は，院内感染対策としても大切なポイントとなります．

ウイルス

　ウイルスは自分だけでは増殖できない微生物です．細菌よりも小さく，種類により差がありますが，約50〜100分の1程度（10〜50 nmほど）の微生物です．また，細菌のように染色して目立たせる方法はないため，視覚的に確認するには電子顕微鏡が必要となります．インフルエンザウイルスやコロナウイルスが有名ですが，そのほかにも莫大な数が存在するとされています．

　ウイルスは生体から離れて自己単体では増殖することができず，かならず他の生命体に寄生し，その生命体の細胞のタンパク合成力を利用して自己再生することで増殖します．例えばインフルエンザは豚や鳥，ヒトに感染し，細胞の中の遺伝子に自身の遺伝子を組み込むことで次の新しいウイルスを生成しています．一方で，**生体から離れてしまうと死滅することが多いため，病院環境に長時間残って生き延びることは難しい**という特徴があります．

4 スポルディングの分類って何？

感染対策の場面でよく出てくる用語の一つに，「スポルディングの分類」というものがあります．これは，使用する物品や医療機器を，消毒する際に求められる処理方法（消毒効果のレベル）によって分類する方法です．

以下の3つのレベルに分かれており，レベルに応じた処理が必要です（**表1**）．

医療施設での感染対策では最も基本となる考え方の一つなので，この機会に覚えておきましょう．なお，この3つのレベルに対応して必要な滅菌・消毒のレベルが変わります．

クリティカル（最もキレイにすべきもの）

通常，**無菌組織や臓器内・血管内に挿入・留置されるもの**で，すべての微生物を除去する"滅菌"のレベルが求められる器具が該当します．メス

表1　スポルディングの分類ごとの対象器具と必要な消毒薬

スポルディングの分類	対象器具	必要な消毒薬
クリティカル	手術器械，眼内レンズ，血管カテーテルなど	基本的には消毒薬による消毒ではなく滅菌する
セミクリティカル	人工呼吸器回路，麻酔用具，内視鏡，口腔体温計	高水準消毒薬（グルタラール，フタラール，過酢酸）ときに中水準消毒薬（塩素系消毒薬）
ノンクリティカル	モニター類，食器，血圧計，聴診器，ベッド柵，リネンなど	低水準消毒薬（第四級アンモニウム塩，クロルヘキシジンなど）

やインプラント，手術用の機材など，身体の深部に入れても心配ないレベルでの処置が必要となり，通常は各施設の滅菌室，あるいは専門の業者に送って滅菌をかけるものです．

セミクリティカル（かなりキレイにすべきもの）

身体の中には入りますが，粘膜や創のある皮膚などに接触するもので，組織内には入らない器具が該当し，休眠状態で固い殻で覆われた状態（芽胞）以外の微生物を除去するレベルの消毒が必要となります．この際に必要なのが，グルタラール，フタラール，過酢酸などの高水準消毒薬と呼ばれるものです．

現場ではこのセミクリティカルに分類されるものが多く，人工呼吸器の回路や蛇腹，消化器内視鏡，気管支鏡，耳鼻咽喉科ファイバーなどが含まれ，また喉頭鏡やネブライザーも該当します．このレベルの機材は通常，滅菌室や専門の業者には送らずに現場で滅菌・消毒を行うことがあるため，**むしろ消毒不良が起きやすいという特徴**があります．つまり，これらの機材は滅菌・消毒を専門としていないスタッフが消毒作業をすることが多く，結果としてクリティカルに該当する機器より消毒不良が起きやすいため，多くの施設で問題となっています．

実際，このセミクリティカルに分類される物品が院内伝播の起点となることが少なくありません．最近では消化器内視鏡を介した微生物伝播が問題となっています（☞ p122 の Column「内視鏡による微生物伝播」参照）．

ノンクリティカル（ある程度キレイにすべきもの）

粘膜や損傷のある皮膚には接触せず，**損傷のない健康な皮膚に接するもので，無菌である必要はなく**，汚れが落ちており，病原微生物がない状態が求められるものです．つまり，通常の洗浄や清掃に該当します．この際に必要なのが，第四級アンモニウム塩やクロルヘキシジンなどの低水準消毒薬と呼ばれるものです．

　ノンクリティカルな機材には，血圧計やガーグルベースン，便器，尿器などが該当します．患者の周辺環境に存在し，使用前のものであれば通常は素手でも触れるレベルのものと理解すると簡便です．

　こちらも病棟や外来など現場で消毒処理されることが多いものですが，**セミクリティカルとは逆に過剰な消毒が行われることも多い**ため，整理と理解が大切です．

Column　やらなくてもいい消毒

　医療施設では，物品の汚染による感染伝播が多く発生しています．そのため，物品の消毒が多数行われますが，ときにやらなくてもいいものまで消毒していることがあります．

　例えば，今回のコロナ禍で，SARS-Cov-2の床の汚染が話題になりました．もちろん，病原体は床に落下しうるし，汚染された物品が床についてしまうこともあります．排泄物にウイルスが含まれ，それが靴の底などによって，床に広がってしまうことも理論上はあります．ではその床が感染伝播の温床になるのか，そしてその床を消毒することで感染伝播が予防できるのか，についての答えは「ノー」です．

　感染対策の学問は，「もしも」や「まれ」な事象よりも，リアルワールドで実際に発生しうるもので，介入することで効果があることを優先する学問です．

5 国内で接種されるワクチンにはどんなものがある？

COVID-19 のパンデミックでも経験したように，感染症は予防することが最も効果的であり，その予防手段としてワクチンはキーとなる手段と言えます．ICT はそれぞれのワクチンの基本的な知識を抑えておく必要があります．

ワクチンは世界で利用可能なものと日本で利用可能なものに差が多い領域ですが，近年日本でも使用可能なワクチンが増加しています（**表1**）．**不活化ワクチンは複数回接種が必要なものが多い傾向にあります．また，生ワクチンは 1 回の接種により終生免疫が獲得できると考えられてきましたが，より確実な効果のためには 2 回の接種が必要**と考えられるようになっています．これらのワクチンの理解は，患者の感染予防のために有用な知識であることに加えて，医療者を感染から守るための知識でもあります．種類が多く頭の整理が大変ですが，ぜひ知識の整理をしましょう．

ワクチンの接種間隔は？

ワクチンとワクチンの接種間隔についてですが，**生ワクチンを接種した場合，別日に生ワクチンを接種するとすると，27 日以上の間隔を空ける**こととなっています．生ワクチンを接種した場合に，**別日に不活化ワクチンを接種するのであれば，間隔を空けずに接種可能**です．しかし医師が必要と認めた場合には，複数のワクチンを，接種間隔を空けずに同日に接種することが可能とされています．つまり，すべてのワクチンを同日接種することは許容されます．

| 表1　日本国内で接種可能なワクチン（2022年12月時点） |

ワクチン		種類	対象	備考
インフルエンザウイルス		不活化	全年齢	毎年接種が必要．インフルエンザの市中での流行を抑える以外にも，院内でのアウトブレイクを防ぐためにも重要
肺炎球菌	PCV-13	不活化	小児，高齢者	13価ワクチンでPPSVよりも先に接種した方が効果が高い
	PPSV	不活化	高齢者	23価ワクチンでPCVの後に接種する.定期接種
麻疹（measles）		生	小児	・感染力が強く，免疫がない集団には容易にアウトブレイクを起こす．一方でワクチンの効果が高く，集団免疫が特に重要な感染症である ・風疹ワクチンは，先天性風疹症候群を避けるために女性は妊娠前に免疫を獲得しておく必要がある
風疹（rubella）		生	小児	
流行性耳下腺炎（mumps）		生	小児	
水痘・帯状疱疹		生	小児	・水痘は帯状疱疹と同じウイルス ・小児用の水痘ワクチン（生ワクチン）と高齢者用の帯状疱疹ワクチン（不活化ワクチン）がある ・ワクチン接種により強い免疫が獲得できる ・水痘だけでなく，帯状疱疹も他への感染性がある
		不活化	高齢者	
BCG（結核）		生	小児	小児の結核性髄膜炎の予防効果があるとされる.成人への結核感染や発症の予防効果はない
インフルエンザ桿菌		不活化	小児	インフルエンザ菌のうち髄膜炎をきたしやすい *Hemophillus influenza* type Bにのみ有効なワクチンである
ヒトパピローマウイルス（HPV）		不活化	女児	子宮頸がんの予防ワクチンであるが，陰茎がんや肛門がんにも効果があり，男性も近年適応が追加になった
ジフテリア		不活化	小児から全年齢	小児期に3回の接種が行われるが，10年ごとにブーストが必要であり，成人・高齢者の免疫効果の低下が問題である．特に破傷風と百日咳は本邦でも毎年小児以外での感染例が多くみられる
破傷風		不活化		
百日咳		不活化		
B型肝炎ウイルス（HBV）		不活化	小児，医療者	3回の接種が必要

13

医療者が接種すべきワクチン

　特に医療者に求められるワクチンとしては，インフルエンザ，麻疹，風疹，流行性耳下腺炎，水痘，HBV ワクチンなどが挙げられます．これらは，医療者自身が罹患することにより患者への伝播の原因になることを防ぐ意味と，医療現場での病原体曝露に対し自分を守る意味の 2 つがあります．

曝露後予防

　また，通常，ワクチンは即効性がないため事前に接種する必要があります．しかし**病原体に曝露してしまった場合，もし罹患歴やワクチン接種歴がない感受性の場合には，その伝播や発症を防ぐ必要があります．これが曝露後予防**で，水痘や麻疹の場合，72 時間以内にワクチンを接種することで発症の防止や症状の軽症化が得られるとされています．

　ワクチンが接種できない場合には，水痘や麻疹専用の製剤ではないですが免疫グロブリン製剤を投与することで効果が得られるとされています．B 型肝炎や破傷風の場合には，特異的なグロブリン製剤が利用可能なため，ワクチン未接種者やワクチンの効果が期待できない者に対しては曝露後予防として投与できます．

6 感染対策で参考にできる基礎統計にはどんなものがある？

　感染対策の結果の分析には統計が頻繁に使用されますが，基本的な統計方法を理解することが大切です．有意差を求める検定は少しレベルが高いため，まず基本的な記述統計のやり方から理解しましょう（**図1，図2**）.

項目	定義	備考
サンプル数	対象となるサンプルの数	これが多い方が，説得力が増す
平均値	数値をすべて足してサンプル数で割った平均	
中央値	サンプルの数値の数値順に並べた真ん中の値	平均値と中央値が一致していればそれぞれの数値が正規分布している可能性が高い
範囲	最小値から最大値	
標準偏差(SD)	分散の正の平方根	分布のばらつき，幅を表現する．日常的な感染対策の作業には必須ではない

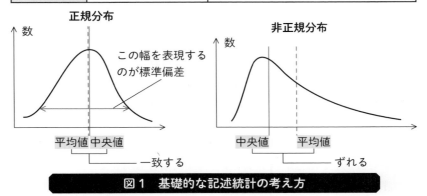

図1　基礎的な記述統計の考え方

項目	備考
カイ二乗（χ^2）検定	2群の要因の有り無しの差を検定する
ウィルコクソン（Wilcoxon）の順位和検定	2群の平均値の差を検定する（正規分布用）
マン・ホイットニー（Mann-Whitney）の順位和（U）検定	2群の平均値の差を検定する（非正規分布用）

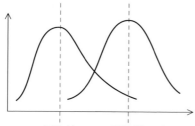

平均値　vs.　平均値→ウィルコクソン or マン・ホイットニー分布が
正規分布か非正規分布かで使い分ける

	要因あり	要因なし	計
感染あり	10	5	15
感染なし	3	20	23
計	13	25	38

要因の有無が
感染の有無に有意か
　↳カイ二乗検定

図2　基礎的な検定の考え方

基本的な統計値

　基本的な統計値として，平均値，中央値，範囲，標準偏差があります．そもそも**これらの値はその集団を捉えるために使用します**が，感染対策で通常扱うのは，平均値と範囲の2つであることが多いと思います．中央値は下記に示すように，年齢などに偏りがある場合に，その偏りを表現するために使用しますが，情報の受け手がそれを理解していない場合には，むしろ平均値で示した方がわかりやすく簡単な場合もあります．一方で学術的な評価を行いたい場合には，中央値や標準偏差を計算するとよいと考えられます．

基本的な統計のやり方

　例えば，メチシリン耐性黄色ブドウ球菌（MRSA）が検出されている患者が連続しているとします．合計13名が対象となった場合の，年齢の平均値と中央値，範囲，標準偏差を考えてみましょう．

　この患者たちは合計13人で，サンプル数は13となります．年齢の平均値は，計算すると68歳となります．一方で，年齢順に並べると真ん中の人はCさんかLさんとなり，これが年齢の中央値（71歳）となります．

　また，この患者たちの年齢の標準偏差（SD）は計算すると13.8となり，これを2倍にした数字を元に**「大体の患者が平均年齢68歳からプラスマイナス27.6歳以内に含まれている」**と表現されます．これが「平均値±2SD」と言われるもので，全データの約95％が含まれる範囲とされ，医療統計でよく使われる数字です．

　平均値は同じでも，この標準偏差が大きい集団は，集団の幅が広くばらつきが大きいことを意味します．例えば高齢な人も多いし，若い人も多い，といった形です．一方で，標準偏差が小さければ，集団の幅が小さくばらつきが少ない，つまり，例えば年齢が大体似通っていて，みな平均値に近い年齢層に発生している，ということにな

患者	年齢
A	52
B	42
C	71
D	85
E	82
F	75
G	78
H	63
I	68
J	72
K	80
L	71
M	45

⇩ 並べかえ

患者	年齢
B	42
M	45
A	52
H	63
I	68
C	71
L	71
J	72
F	75
G	78
K	80
E	82
D	85

ります.

　このSDは分散を平方根にとることによって計算されますが，わかりにくいため，Excelなどのソフトを使用して自動計算するのがよいです（ExcelではSTDEV.P関数を使います）.

　それでは，患者たちの年齢を少し変更してみて，年齢をより高齢にしたり，若年にしたりしてみます.

　右側の年齢No.2の患者たちの年齢の平均値は68歳で，

患者	年齢 No.1	年齢 No.2
A	52	32
B	42	42
C	71	94
D	85	85
E	82	95
F	75	71
G	78	99
H	63	53
I	68	58
J	72	72
K	80	87
L	71	71
M	45	25

中央値は71歳です.つまりもともとの患者たちと同じ数値です.しかし，91歳，95歳，99歳など，より高齢な人が多く，また25歳や32歳など若年な人が含まれ，特徴が違うと感じられると思います.この場合，標準偏差を計算すると，SD＝24.5歳となります.

　つまり，±2SDで考えると平均年齢68歳からプラスマイナス49.0歳以内に多くの患者が含まれていると計算されます.68歳±27.6歳と68歳±49.0歳と，患者の年齢層が異なることが表現されます（**図3**）.年齢No.1のグループよりも年齢No.2のグループの方が，患者の年齢がバラバラであることがSDの大きさで表現できます.例えば，年齢No.1のグループに発生した感染症があったとすると，年齢に共通する事項が伝播の原因になっているかもしれません.一方で，年齢No. 2のグループに発生した感染症では，年齢がバラバラなため，年齢層の共通項目が伝播の原因になっていないと考える必要があります.

6. 感染対策で参考にできる基礎統計にはどんなものがある？

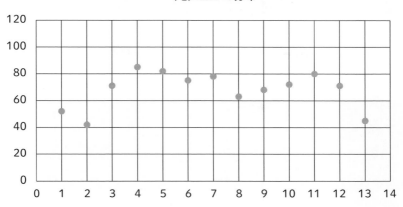

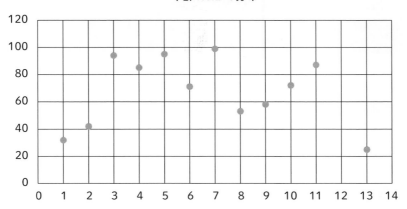

分布の特徴が異なることを視覚化するとわかりやすい．

図3　No.1 と No.2 の分布の違い

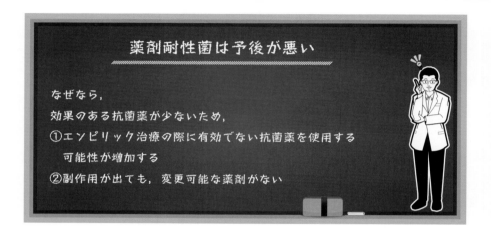

薬剤耐性菌の何が問題なのか，感染対策の面からひと言で言うと，ズバリ，薬剤感性菌よりも薬剤耐性菌による感染症の方が予後不良だからです（**図1**）.

薬剤耐性菌はエンピリック治療が外れる可能性が増加する

病歴や症状から出発して，全身状態から重症感染症と判断する場合に，経験的に抗菌薬を選択して，原因菌が判明する前に治療を開始することをエンピリック治療と言います．どの抗菌薬でも効果がある薬剤感性菌であれば，どの抗菌薬を使用しても結果として効果が得られることが多く，エンピリック治療が効果を発揮する可能性は高くなりますが，薬剤耐性菌の場合には，しっかりと効果がジャストミートする薬（＝耐性がない薬）を投与しなければ効果を発揮せず，結果的には治療をしていないことと同じ

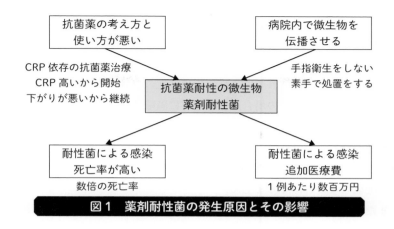

図1　薬剤耐性菌の発生原因とその影響

になります．薬剤感受性の検査結果が手元にくるまで無治療で経過をみる
のと同じことになるので，予後が悪くなるのは当然です．

有効な抗菌薬が少ないゆえに，治療をアレンジしづらい

　抗菌薬はときに副作用で使用できなくなることがあります．アレルギー
で薬疹が出てしまった，腎障害を起こしてしまった，などがその理由です．
そうすると，通常は効果が期待できる他の薬剤に変更して治療を継続しま
すが，例えば薬剤耐性菌の MRSA の場合には，主要な抗菌薬が３つ程度
しかありません．つまり副作用が出現した場合に，そもそも他の選択肢が
限定されているのです．こうした耐性菌が発生すればどうなるか，想像に
難くないと思います．
　そうなると，ときに，副作用が出ていることはわかっていても，その副
作用を承知の上で無理に使用することになります．例えば腎障害などがこ
れに該当します．結果として，例え効果があったとしても，同時に感染症
以外の問題も増加し，複雑に絡み合い，予後が悪化すると考えられます．

感染隔離による孤立が予後を悪くする可能性がある[1,2]

　薬剤耐性菌が検出されている症例では，他の患者への広がりを抑えることを目的として，多くの場合，個室などに隔離されることとなります．そのため，**高齢者などでは不穏が悪化し，転倒や誤嚥のリスクが増加し，予後が悪くなる可能性**があります．つまり，薬剤耐性菌の直接の作用だけではなく，薬剤耐性菌を管理するための外的環境が患者への負荷となることにも配慮しなければなりません．

　また，薬剤耐性菌が出た患者に対しては，医療者は常に個人防護具を着けて接することになります．これも入院中の患者にとっては寂しいことです．自分が汚いもののように扱われると感じるかもしれず，心理的な影響が無視できなくなるのです．

医療コストが増大する

　薬剤耐性菌が検出された症例は，それによる感染症を発症した場合に，専用の抗菌薬を使用する頻度が増加し，高額な抗菌薬を使用する可能性が増します．また入院期間が長くなるため，入院療養費が増大します．薬剤耐性菌による感染症が発生すると，1症例あたり100万円前後の追加医療費がかかると推定されています．

文　献

1) Rump B, et al: Experiences of carriers of multidrug-resistant organisms: a systematic review. Clin Microbiol Infect 25: 274-279, 2019
2) Abad C, et al: Adverse effects of isolation in hospitalised patients: a systematic review. J Hosp Infect 76: 97-102, 2010

表1　薬剤耐性菌の発生機序のパターン	
抗菌薬曝露によって体内で発生するもの	抗菌薬曝露によっても体内では発生しないもの（外部から伝播した結果，獲得するもの）
・耐性緑膿菌（メタロβ-ラクタマーゼ非産生株） ・AmpC型β-ラクタマーゼ過剰産生菌（*Enterobacter* sp.，*Citrobacter* sp.，*Serratia* sp. など） ・カルバペネム耐性腸内細菌目細菌（メタロβ-ラクタマーゼ非産生株）	・MRSA ・耐性緑膿菌（メタロβ-ラクタマーゼ産生菌） ・カルバペネム耐性腸内細菌目細菌（メタロβ-ラクタマーゼ産生株） ・ESBL産生菌 ・*Clostridiodes difficile*

Column　　薬剤耐性菌の発生機序

　薬剤耐性菌の発生機序は様々ですが，抗菌薬曝露によって患者の体の中で発生する場合と，病院環境などから耐性遺伝子を獲得した結果発生する場合の2通りに分けられます（**表1**）.

　例えばメチシリン感性黄色ブドウ球菌（MSSA）を体に保菌している患者に抗菌薬を使用しても，MSSAがメチシリン耐性黄色ブドウ球菌（MRSA）に育つことはありません. これは周辺環境などからMRSAが患者に伝播した結果発生します. また抗菌薬を使用することで薬剤感性菌が死滅し，MRSAなどしか生存できない体の環境を作り出していると，体外からMRSAが患者に付着した場合，他の菌がいないことにより定着しやすくなることもあります.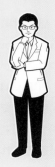

　一方で，緑膿菌の薬剤耐性化では，抗菌薬曝露の結果，患者の体内で薬剤感性の緑膿菌が薬剤耐性の緑膿菌に変化します. 抗菌薬の使い方によってこれらはコントロールすることが可能です.

8 PPE (personal protective equipment, 個人防護具) の基本

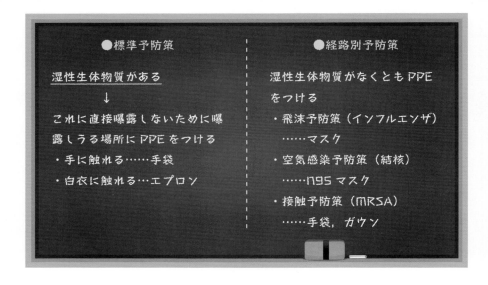

●標準予防策

<u>湿性生体物質がある</u>
↓
これに直接曝露しないために曝露しうる場所にPPEをつける
・手に触れる……手袋
・白衣に触れる…エプロン

●経路別予防策

湿性生体物質がなくともPPEをつける
・飛沫予防策（インフルエンザ）
　……マスク
・空気感染予防策（結核）
　……N95 マスク
・接触予防策（MRSA）
　……手袋，ガウン

　　感染対策のために使用する使い捨ての防護具を PPE（personal protective equipment, 個人防護具）と言います．原則として医療者自身に感染のリスクがある場面に装着し，リスクがなくなったときには破棄します．
　　PPE には，①手袋，②マスク，③ N95 マスク，④袖がないエプロン，⑤手首まで袖があるガウン，⑥キャップ，⑦アイシールド（ゴーグル），⑧フェイスシールドなどがあります（**図1**）．医療施設では，**標準予防策が適応される患者，つまり特に感染症がない患者も含めて全患者の湿性生体物質に対して使用**します．
　　一方で，経路別予防策が必要な症例，つまり特定の病原体が検出されている，または検出される可能性が高い症例に対しては，**湿性生体物質の有無によらず，その患者と接するときには，その感染経路ごとに適切な**

8. PPE（personal protective equipment，個人防護具）の基本

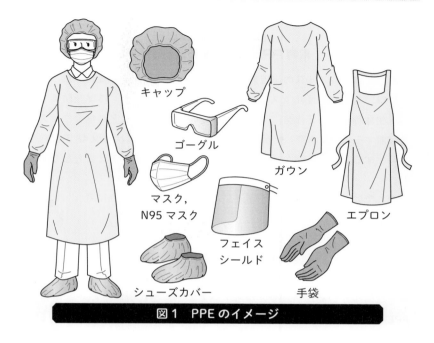

キャップ

ゴーグル

マスク，
N95マスク

ガウン

エプロン

フェイス
シールド

シューズカバー

手袋

図1　PPEのイメージ

PPE を使用します．

文　献

1）Klompas M, et al: Universal Masking in Hospitals in the Covid-19 Era. N Engl J Med **382**: e63, 2020
2）Klompas M, et al: Universal Masking in the Covid-19 Era. N Engl J Med **383**: e9, 2020
3）Chang NN, et al: Association between universal gloving and healthcare-associated infections: a systematic literature review and meta-analysis. Infect Control Hosp Epidemiol **40**: 755-760, 2019
4）Harris AD, et al: Acquisition of Antibiotic-Resistant Gram-negative Bacteria in the Benefits of Universal Glove and Gown（BUGG）Cluster Randomized Trial. Clin Infect Dis **72**: 431-437, 2021

Column

標準予防策として
常時 PPE を装着する必要性は？

　新型コロナウイルスの出現前と現在のコロナ禍で大きく変化したことの一つは，ユニバーサルマスク（universal mask）です[1,2]．標準予防策では湿性生体物質がある場合，つまり咳がある，痰が出るなどの場合にマスクを装着するのが基本でしたが，SARS-Cov-2 の伝播が症状出現 48 時間前から発生するという特徴から，無症状でもマスクを装着することとなりました．

　それでは，その他の PPE を常時装着することも同じように考えてよいでしょうか．

　その答えは，現時点ではノーです．

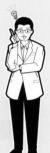

　これまで，常時手袋を付けて医療行為を行った場合に，医療関連感染が減少するかの研究が複数行われていますが，総じて有意な減少が望めない結果となっています[3,4]．コロナ禍後も，PPE は必要なときに装着するものである，という原則は変化しないのだろうと考えられます．

9 医療廃棄物分類の基本

　医療廃棄物には大きく，①オレンジ，②イエロー，③レッドの3つの分類があります（**図1**）．この分類は「廃棄物の処理及び清掃に関する法律」

オレンジハザード BOX

尖っていない患者使用後の廃棄物
手袋・マスクなど PPE はここ，BOX は段ボール製が多い
例：紙おむつ，包帯，脱脂綿，ガーゼ類，カテーテル，ドレーン，チューブ，採尿カップ，輸血バック，輸血ライン，酸素マスク，経管栄養バッグ・ライン，ディスポーザブルの PPE

イエローハザード BOX

尖った患者使用後の廃棄物
針などが貫通しないように強いプラスチックでできていることが多い．
例：注射針，留置針，縫合針，医療用ハサミ，替刃，針付きシリンジ，抗がん剤

レッドハザード BOX

血液や体液など液状または泥状物で，こぼれるほどの量の廃棄物
プラスチック製かつ蓋が密閉できる．
例：血液，体液，血清など

**非感染性医療廃棄物
（ハザードマークなし）**

感染症の恐れがなく，血液・体液の付着がない医療物品（アンプル，バイアル，薬液ビンなど）
ただし，これらはビン類の一般ごみで処理することが可能である．

図1　医療廃棄物の分類

（昭和45年法律第百三十七号）で規定されたものであり，排出のルールを
破ることは法律違反となるため注意が必要です．これらに該当しないもの
は非感染性廃棄物と一般廃棄物となります．

　医療用廃棄物は一般の産業廃棄物や一般廃棄物より，処理に係るコスト
は数倍以上となり，また医療用廃棄物の中でもオレンジ→イエロー→レッ
ドハザードの順で処理コストが増加します．

　感染対策の現場では，ゴミの分別は特にしっかりしなければなりません
が，この色の区別ができている医療者は実は多くないのではないかと思い
ます．ぜひ，ここで整理して覚えてしまいましょう．

第 1 章

感染対策の担当になったら
まず何をするか

　感染対策の担当を命じられた人は，自分がまず何に取り掛かればよいのかがわからない，ということも珍しくないのではないでしょうか．もしくは感染対策はなんとなく興味があるけれど，ICT という組織のマネジメントを任されたとしたら，わからないことも多く自信がない，ということも多いのではないでしょうか．

　確かに，医療施設において取り組むべき感染対策は本当に多岐に渡り，そして専門の知識や独特の手法を理解することが必要です．しかし，多岐に渡る物事も，優先すべき大切なコアになるものと，そのコアになるものがクリアされた後に次のステップとして取り掛かるべきものという層が存在します．本章では，感染対策の担当者を命じられたら，また感染対策の勉強を始めようと思ったら，まず何をすればよいか，について解説します．

　有効な感染対策のためには「PDCA サイクルを回そう」と言います．Plan, Do, Check, Action です．まず感染対策の担当者，責任者になったときにはこの PDCA のチェックから始めることお勧めします．Plan も，Action も，現状で何が起きているのか，何が問題なのか，を把握しないと始められないわけです．

　そしてもう一つ大切なことが，こうしたデータを可能な限り労力をかけずに，継続して取り続けることです．第 1 章ではこの点についても頭に置きながら説明を進めようと思います．

1 手指衛生に使用している 製剤の量を計算しよう

●最重要の checkpoint

手指消毒薬の使用量 check

> 継続的な

感染対策の第1の柱は手指衛生

└── これを向上させることが最重要

①労力を少なく定期的に集計&フィードバック

②払い出し量で計算するのが最も簡単

③精密さよりも継続的・定期的に出せる現実的な方法を

●いつまでにやるか　ICT 担当になったら一番最初に

●優先度　★★★

●どこに相談すればわかるか

　まずは薬剤部などアルコール製剤を管理している部署で

払い出し量を確認しよう!

●主な対象　院内全体（病棟・外来の部門ごとに）

　　手指衛生は，現在の院内感染対策の根幹になるもので，かつ最も効果的な感染対策と考えられています．

　　手指衛生には，①アルコールを使用した手指衛生と，②石鹸と流水によ

る手指衛生がありますが，現在，多くの医療施設では①のアルコールによる手指消毒薬の使用が主流となっています．これは，これまでの種々のエビデンスにより，アルコールによる手指衛生が石鹸と流水による手指衛生よりも，微生物減少効果としても，また簡便性からも優れている，と考えられているためです．

　そのため，感染対策を進める際には，最初にこの速乾性アルコール手指消毒薬の使用量を計算することから始めましょう．

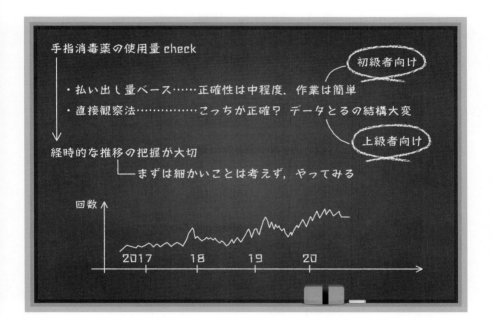

手指消毒薬の使用量 check

初級者向け

・払い出し量ベース……正確性は中程度，作業は簡単
・直接観察法…………こっちが正確？ データとるの結構大変

上級者向け

経時的な推移の把握が大切
　└─ まずは細かいことは考えず，やってみる

回数

2017　18　19　20

なぜこの対策が必要なのか

　院内・市中ともに感染対策の最もキーとなる柱は，手指衛生です．新型コロナウイルス感染症対策にも，薬剤耐性菌対策にも，医療感染症対策にも，**手指衛生はすべての対策として有効**で，かつ最も基本的な感染対策と考えられています．手指衛生が不十分であったら，どんなにレベルの高い

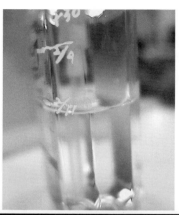

図1　使用量を計算するための目盛り

感染対策を実施しても，足元をすくわれることが少なくありません.

どこに相談すればわかるか

　使用量の計算は，①物品の注文量，**②物品の払い出し量**，③実際に使用した量，の3点での計測が可能ですが，②の払い出し量を計算することが最もリーズナブルな方法と言えます. 薬剤部などアルコール製剤の在庫管理をする部署があれば，月ごとに集計した数値を算出してもらうのが一番の近道です.

　①の注文量を確認することでも使用量の計算は可能ですが，これだと部署ごとのデータを出すことができなくなります. 年間で，病院全体でどれくらい使用したか，の粗いデータとなるため一般的には使用されていません.

　また，③の実際の使用量で計算するためには，月ごとに使用した量を実際に測定することとなります. これもやや面倒で，**図1**のように目盛りを付けるなどして，使用した量を定期的に集計せねばなりません.

ⓐ 延べ入院患者・日数から手指衛生指数を計算する

　集計する場合は，②の数値自体の推移をみることで単純に増減をみても
いいのですが，忙しい病棟や部署とそうでない病棟や部署ではその使用量
に影響がありますので，これを補正するとより正確な数値となります．補
正には，延べ入院患者・日数（patient-days：PD）を使用することが多く，
医事課に問い合わせることで病院全体のも病棟ごとのも延べ入院患者・日
数を教えてもらうことが可能です．これにより**1患者・日数あたりの手
指消毒薬使用量**が計算可能です．

　また追加で，製剤ごとに1プッシュで排出されるアルコール量が異なり
ますので，アルコール製剤の1プッシュが何mLに相当するのかを調べる
と，1プッシュを手指衛生1回分とみなすことで，**1患者・日数あたりの
手指衛生回数（手指衛生指数，hand hygiene index）**が計算可能となります．

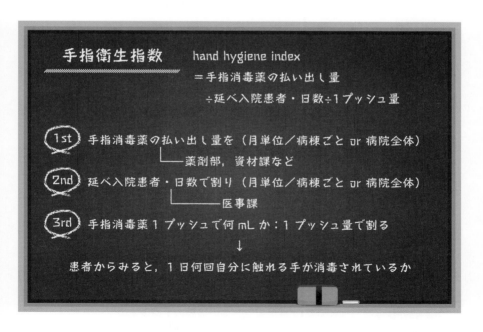

対応のポイント

　手指衛生の集計に際してのお勧めは，**この手指衛生指数を病院全体，病棟や部署ごとに計算することから始めること**です．

　この指数は，患者から見てみると，自分の目の前に現れる医療者の手が，1日に何回消毒されているか，を意味することになります．患者には1日に何回，医療者の手が触れているのでしょうか．そして訪室する医療者は1人ではないのです．看護師も，医師も，場合によっては薬剤師も病室を訪れます．その患者の病態にもよりますが，おそらく平均20回ではすまないと思います．

　施設や病棟ごとに機能や特徴が異なりますので，目標となる妥当な手指衛生指数をそれぞれ設定してみるといいでしょう．手指衛生指数の数値は，そのまま患者の安心にも繋がると考えてください．

必ず押さえておくべきエビデンス

● Didier Pittet, et al; WHO Global Patient Safety Challenge, World Alliance for Patient Safety: Evidence-based model for hand transmission during patient care and the role of improved practices. Lancet Infect Dis 6: 641-652, 2006

> 手指衛生の必要性と有効な方法，5つの場面（☞第Ⅲ章-1「手指消毒薬の使用量を増やしたいとき」参照）の根拠をまとめた主論文です．

● Luangasanatip N, et al: Comparative efficacy of interventions to promote hand hygiene in hospital: systematic review and network meta-analysis. BMJ Jul 28; 351: h3728, 2015

> 世界保健機関（WHO）が推奨する5つの場面の手指衛生のプロモーションキャンペーンの有効性を示した systematic review です．ゴールの設定，

インセンティブ，責任を持たせる方法がより手指衛生指数を増加させる可能性を指摘しています．

Kramer TS, et al: Increase in consumption of alcohol-based hand rub in German acute care hospitals over a 12 year period. BMC Infect Dis **21**: 766, 2021

アルコール製剤の使用量の集計をナショナルサーベイランスに登録継続することで，使用量が増加した報告です．

こんな事例がありました

　東京医科大学病院の手指衛生指数の推移（払い出し量ベース）を示します（**図2**）．増加傾向にあること，しかし時期により低下してしまう特徴は見て取れるのではないでしょうか．また，資料として月ごとのばらつきを抑えたいなら，移動平均（**図2**の折れ線グラフ）を使用してみてもよいと思います．

現場でよく聞かれる Q&A

手指衛生の状況把握には直接観察法（オーディット）の方がよいのではないでしょうか？

情報の精度は高くなりますが，時間や手間がかかるため，まずは払い出し量で全体像を把握するのをオススメします．払い出し量で経時的に集計できるようになったら，スポットで直接観察法を実施するとよいと思います

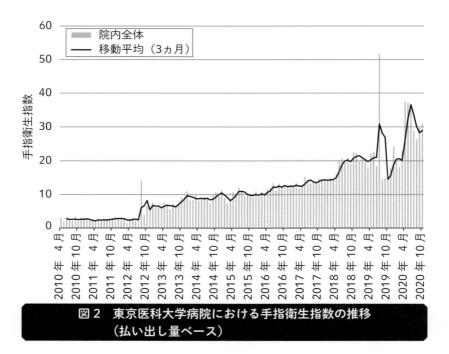

図2　東京医科大学病院における手指衛生指数の推移
（払い出し量ベース）

　**払い出し量によるデータは，本当に手指衛生の行動を適切に反映してい
るか**，という質問があると思います．

　払い出し量は，例えばある月で多いと，使い切れずに次の月の払い出し
量が低下してしまうことがあります．また逆に，払い出し量が少ない月の
次の月は，やっと使い終わって払い出し量が増えてしまうかもしれません．
つまり，手指消毒薬の使用回数が少ない病棟や部署では，この変動が大き
くなる可能性があるという指摘です．

　しかし，実際に集計を継続してみると，病棟にあるそれぞれのアルコー
ル製剤が同じ頻度で使われているわけでなく，使用量はそれぞれ様々なの
で，払い出し量の増減がそれほど大きくなることはあまりありません．ア
ウトブレイクなどの事件があり，一斉にアルコール製剤を設置した月だけ
が飛び抜けて払い出し量が多いことはありますが，アウトブレイクが頻発
することはまれなので，それを気にしてばかりいてはもったいないと言え

ます.

とはいえ,確かに手指衛生を行うタイミングは重要で,どんなに手指衛生をしていても,必要なタイミングで手指衛生をしていなければ意味がないのです.これを把握する方法として,**手指衛生を実施している現場を直接見に行く直接観察法**(オーディットと言ったりもします)があります.この方法は,実際の手指衛生のタイミングを確認できる利点がありますが,一方で,**観察が面倒で時間や人手がかかる**,という欠点もあります.

もし,全病院的なデータを直接観察法で取得しようとすると,各病棟に出向いて,スタッフの後を追いかけ,手指衛生をする・しなければならない瞬間をとらえねばなりません.そのため,スポットで,例えば数ヵ月に1回や年に1回などの頻度で実施する,あるいは感染対策担当者以外のだれかにも調査を担ってもらう,などの調整が必要となります(☞第Ⅳ章-1「手指衛生の質を改善したいとき」参照).

こうした理由から,まずは払い出し量で全体像を把握して,伸びが悪い病棟や,アウトブレイク時などに,直接観察法で追加調査をすることをオススメします.最初に触れたように,手指衛生などの基本的なデータは,簡単に,**なるべく労力をかけずに,継続的に取得すること**が大切です.

部署によって手指消毒薬の一度の請求数が異なり,大量に請求した月の翌月は請求がないケースもあり,払出量に波があるため評価しづらいです.どうしたらいいでしょうか?

移動平均という,時系列データを平滑化する方法を用いるとよいでしょう

払い出し量によるモニタリングでは,払い出した分が一月ですべて使い切られないことがあり,当月の払い出し量が多い場合には翌月の払い出し量に影響することがあります.この場合には,移動平均といって時系列データを平滑化する方法を用いることで対処できます.3ヵ月や6ヵ月平均を

毎月計算すると，その凸凹が均等化されますので，上昇傾向にあるのか，下降傾向にあるのかの判断がしやすくなります．

 延べ入院患者・日数（patient-days）って何ですか？

当日末在院患者数（24時現在入院している患者）および退院患者数を合計した人数です

　1人の患者が5日間入院した場合，5人と数えます．常時，入院ベッドがどれくらい埋まっているかを把握する指標になります．手指消毒薬の使用量は，ベッドがどれくらい埋まっているかで使用すべき量が変化しますし，また入院患者数が多いほど使用する手指消毒薬の量は多くなります．そのため，この延べ入院患者・日数で補正することでデータを正確なものに変換します．

Column　　感染対策を開始するコツ

　感染対策をうまくやるコツは，**少ない労力で，ある程度の精度のデータ**をとることです．

　データの精度や妥当性にこだわるのは，実は感染対策を管理する上級者や研究者に求められることです．しかし初学者にとっては，データの精度や妥当性にこだわったデータ取得は，むしろ対策の大きな障害となります．手指消毒薬のモニタリングは，払い出し量によるモニタリングよりも直接観察法によるモニタリング，直接観察法の中でもビデオカメラなどによる録画データを使うことがより精度が高いデータとなりますが，後者は簡単には実行できません．

　初学者や感染対策の取り組みを始めた施設が目指す目標としては，精度は少し落ちても取り組みやすいもの，継続しやすいものを選択する方がよいと考えられます．

2 薬剤耐性菌の数を数えよう

薬剤耐性菌の数

感染対策がうまくいっているかのわかりやすいアウトカムがこれ

　　　　　　　┌──労力は少なく
①定期的に集計＆フィードバック

②増加している部署は，何か起きていないか，よく確認する

　　　　　　　└──調査！ 観察！ インタビュー！

③感染対策のどこを強化すべきか，どの方向に向かっていくべきか
　のメルクマールに

●いつまでにやるか　手指消毒薬の使用量を計算したら次に行う

●優先度　★★★

●どこに相談すればわかるか
　微生物検査室（外注している場合はその担当者）に行って
確認しよう！

●主な対象　病院全体（病棟や診療科ごと）

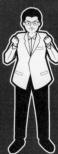

なぜこの対策が必要なのか

　薬剤耐性菌は，抗菌薬が効きにくくなった細菌であり，感染症の発症により入院期間の延長や高い死亡率，ひいては医療コストの増大を引き起こすとされています（☞序章-7「薬剤耐性菌の何が問題なのか？」参照）．そのため，薬剤耐性菌の院内での増加を抑えることが，感染対策担当者に求められる大きな役割の一つとなっています．薬剤耐性菌が発生しないようにするための対策は，抗菌薬の適正使用や標準予防策をはじめとする基本的な感染予防策の実施など，多岐に渡ります．つまり，**感染対策担当者が行うべきそれぞれの対策がどの方向に向かっていて，どれをどれくらい**

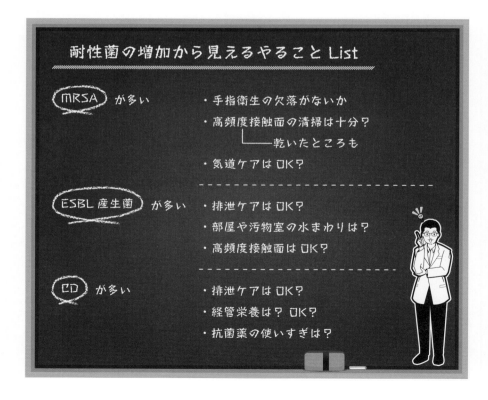

耐性菌の増加から見えるやること List

MRSA が多い
・手指衛生の欠落がないか
・高頻度接触面の清掃は十分？
　　└── 乾いたところも
・気道ケアは OK？

ESBL 産生菌 が多い
・排泄ケアは OK？
・部屋や汚物室の水まわりは？
・高頻度接触面は OK？

CD が多い
・排泄ケアは OK？
・経管栄養は？ OK？
・抗菌薬の使いすぎは？

強く実施するべきなのかを見定めるためには，まずその対象となる薬剤耐性菌がどれくらい施設内で発生していて，特にどこにどのような耐性菌が多いのかを把握する必要があります．

どこに相談すればわかるか

薬剤耐性菌の発生は，細菌検査のデータを確認することで算出できます．細菌検査を院内で行っている場合は微生物検査室，細菌検査を外注している施設では外注の担当者に依頼してデータを出してもらうことが可能です．

ⓐ MRSA，ESBL 産生菌，CD が 3 大原因菌

モニタリング対象の菌のうち，重要なのは①**メチシリン耐性黄色ブドウ球菌（MRSA）**，②**基質拡張型 β-ラクタマーゼ（ESBL）産生菌**，③**クロストリジオイデス・ディフィシル（*Clostridioides difficile*：CD）** の 3 つです．

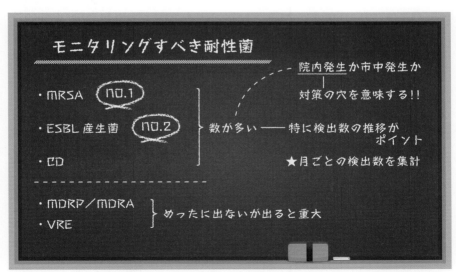

※ MDRP: multi-drug resistant *Pseudomonas aeruginosa*, MDRA: multi-drug resistant *Acinetobacter baumannii*, VRE: vancomycin resistant *Enterococci*

それ以外には，多剤耐性緑膿菌（MDRP），多剤耐性アシネトバクター（MDRA），バンコマイシン耐性腸球菌（VRE）などがありますが，これらは検出頻度がまれなため，モニタリングしなくとも検出されればすぐに気づくことが可能です．

ⓑ まず病棟ごとの数を出す

それぞれの薬剤耐性菌は，まず「数」を出すことができれば十分です．ただし，この数は病院全体の総数で出すよりも，病棟ごとなどの単位で算出する方が，何が起こっているかを判断する材料として適しています．

例えば MRSA の検出数が他の病棟に比較して常時多い数で推移している病棟では，不十分な手指衛生や気管吸引などの気道ケアの方法などに問題があることが考えられます．実際，耐性菌の数が多い病棟では，現場を確認してみると，やはり感染対策を集中的に実施する必要性がみえてきます．なお，菌種ごとに，比較的頻度が高いと考えられる原因（☞ p40 の黒板の「見えることやること List」参照）については様々な報告がなされ

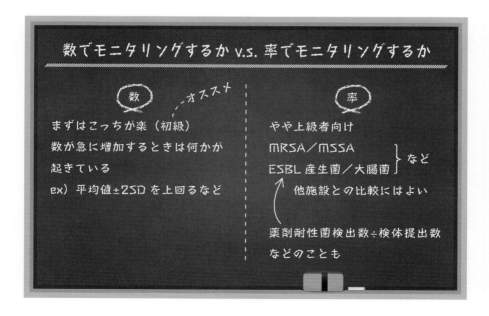

数でモニタリングするか v.s. 率でモニタリングするか

（数）← オススメ

まずはこっちが楽（初級）
数が急に増加するときは何かが
起きている
ex）平均値±2SD を上回るなど

（率）

やや上級者向け
MRSA／MSSA
ESBL 産生菌／大腸菌 ｝など
　↑ 他施設との比較にはよい

薬剤耐性菌検出数÷検体提出数
などのことも

ています（☞第Ⅳ章-2「アウトブレイクを何とかしたいとき」参照）.

　なお，もし他の施設との比較をする場合には，この検出数に加えて延べ入院患者・日数や，**非薬剤耐性菌と耐性菌の割合**（例えば MSSA と MRSA の割合）などを計算することもありますが，これはやや上級者に求められる内容です.

対応のポイント

　耐性菌の検出数が確認できるようになったら，それを継続し，それぞれの耐性菌の検出数の推移を確認します．常時検出数が多いのか，あるいはあるときだけ上昇しているのかをこのデータから判断します．**感覚的に増加している，という判断基準でも大きく間違うことはありません**が，実際に数字を検証してみたら偶然の変動の範囲内かもしれません.

　感染対策では組織を動かして対策を講じることも必要となります．周りの人を説得し組織を大きく動かすには，例えば常時**検出数の平均値±2SDを超える**，などの数字の基準を定めておくことも必要な選択肢となります．平均値は，例えば1年前の年間データを利用すると月ごとの変化も影響しない平均的なデータが計算可能となります．また，保菌か感染かを分けるのはかなり大変な作業で，むしろどれくらいの数が検出されているかを検査結果から単純に計算する方が，そのデータ集計の継続性に利点があります.

　どんな基準でもそれぞれの施設として対応方針を決めておくことが大切ですが，少なくとも，薬剤耐性菌が増加したときには院内の感染対策に何らかの問題が発生していることを意味しており，必要なアクションを起こさなければならないことは忘れないようにしましょう.

必ず押さえておくべきエビデンス

● Cosgrove SE: The relationship between antimicrobial resistance and patient outcomes: mortality, length of hospital stay, and health care costs. Clin Infect

Dis **42** (Suppl 2): S82-89, 2006

> この論文では，医療に関連した微生物の伝播は，医療関連感染症の増加に伴い死亡率を増加させ，入院日数の増加，医療費の増加に繋がることが指摘されています．

こんな事例がありました

　東京医科大学病院での薬剤耐性菌の検出数とその集計方法の一部を例示します（**表1**）．アウトブレイク値をあらかじめ平均値±2SDと決めておいて，新規検出数がこれを超えたときには，薬剤耐性菌がアウトブレイクしているのではないかと疑い，情報収集を始めます（**表1**の色付き部分）．耐性菌の情報が精査された結果，偶然の集積であれば問題なしとしますが，院内伝播が疑われるようであれば，対策の追加と，原因究明の調査の追加をします．

　表1を見ると，C病棟とL病棟でアウトブレイク値に達しているのがわかるかと思います．

　このうちL病棟はもともと薬剤耐性菌の検出の多い病棟でしたが，「いつも多い」ですませず，**アウトブレイク値を決めておくことで，介入するタイミングを逃さず，動き出すことが可能**となりました．

　一方のC病棟はアウトブレイク値に達していますが，精査してみると，病院の状況とは関連していないことが明確でした．ときに，他病棟からの転棟に伴う増加であるなど，数字上はアウトブレイク値に達していても関連性がないと判断されることがあります．このようにアウトブレイク値に達したら，より注意深く関連性を精査するきっかけとしましょう．

　こういった**基準はICT内で共有しておくのはもちろん，それ以外の各現場責任者にも共有しておきたい**ところです．各現場で共有ができていれば，この基準に達する前から薬剤耐性菌への注意が向上することが期待され，また実際に基準を超えた後の対策でも協力が得られやすくなります．

表1　東京医科大学病院における薬剤耐性菌の集計方法の一例

202 △年○月分

病棟	MRSA		ESBL	
	アウトブレイク値(人)	新規(人)	アウトブレイク値（人）	新規（人）
A	3	0	2	0
B	2	0	2	0
C	2	2	2	1
D	2	0	2	0
E	2	0	2	1
F	2	1	2	0
G	2	0	2	1
H	3	0	2	0
I	3	1	2	0
J	2	0	2	1
K	2	0	2	1
L	3	3	3	2
M	2	0	2	0
N	2	0	2	0

現場でよく聞かれる Q&A

Q　検査を出さないから検出されていないだけという病棟もあるのでは？

見かけ上検出数が少なくなることは十分ありうるので，検出率の算出や ICT から培養提出を促す必要があります

　薬剤耐性菌は培養検査をある程度提出しなければ検査されないので，検査を出さない部門で検出数が見かけ上少なくなることは十分ありえます．検査の提出数を勘案して薬剤耐性菌の検出頻度をみるためには，p42 の黒

板の上級者側に記載した方法，つまり「薬剤耐性菌検出数÷検体提出数」で検出率を算出することで，説得力のある数値を出すことができます．

　また，もし検出数が少なすぎる場合には，ICT が各部門へ培養検査の提出を促す役割を担わなければなりません．この場合は，**現場の看護師が培養検査を出すようにその部門の医師へ働きかける**ことも効果的です．

 入院時に鼻腔検査を実施し，MRSA の保菌者のスクリーニングをかける意味はありますか？

 入院時に一律に鼻腔検査などで薬剤耐性菌のスクリーニングを実施する意味は，まだ明確にはなっていません

　集中治療室や救命救急センター，新生児集中治療室，血液内科病棟などに入院するハイリスク症例に対して限定的に実施してもよいですが，それぞれの施設で薬剤耐性菌の検出状況やそのコントロールにどれくらい難渋しているか，を勘案して判断します．対象とする薬剤耐性菌は MRSA なのか，ESBL 産生菌やその他の薬剤耐性菌なのかも，ケースバイケースとなります．少なくとも，病院全体で全入院患者の入院時薬剤耐性菌スクリーニングを実施することは，費用対効果からも推奨されません．

3 抗菌薬の使用量を確認しよう

● 最重要の checkpoint

抗菌薬の使用量を確認

抗菌薬は有用な薬
└── しかし，使用したら使用した分，耐性度が↑
必要な症例に投与しよう
① 使用量をモニターしフィードバック
② 多すぎる部署・医師には個別に介入
③ 多いか・少ないかは部署ごとの推移と，他施設と比較

● いつまでにやるか　手指消毒薬の使用量の計算を
したら次に行う
● 優先度　★★★
● どこに相談すればわかるか　薬剤部と医事課に確認
しよう！
● 主な対象　診療科ごと

なぜこの対策が必要なのか

抗菌薬は使用したら使用しただけ，薬剤耐性菌のリスクとなると考えら

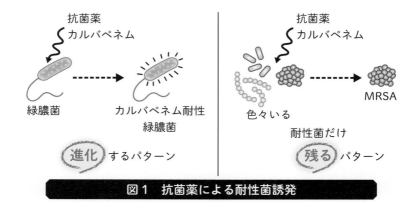

図1　抗菌薬による耐性菌誘発

れています．これは，①抗菌薬の圧力により細菌が耐性菌に進化する場合と，②抗菌薬による一般菌の抑制の結果，薬剤耐性菌のみが生き残り増殖する場合の2パターンがあります（**図1**）．薬剤耐性菌が発生した場合のリスクについては序章-7「薬剤耐性菌の何が問題なのか？」で解説した通りです．どちらの場合にしても抗菌薬の全使用量は少なくなる方が望ましいですし，特に感染症治療の切り札となる広域抗菌薬の使用量は管理しておきたいところです．

どこに相談すればわかるか

　抗菌薬の使用量を調べるには，抗菌薬の処方量と延べ入院患者・日数の2つのデータを使用します．抗菌薬の処方量のデータは，**薬剤部が管理する使用量に基づくもの**と，**医事課が管理する医事データ（EFファイル）**によるものの2種類があるため，どちらか使用しやすい方を利用することになります．どちらを使用しても結果はほぼ同じですので，**アクセスしやすいものを選択するとよい**でしょう．また，延べ入院患者・日数のデータは医事課が管理している数字を使います．延べ入院患者・日数は，各患者が入院した日数をすべて足し合わせて延べの日数として集計したもので，通常，どの病院もこの指標で入院患者データとして算出しています．

　対象となる薬剤は，全抗菌薬を対象としてもよいのですが，実際には対象を絞っている施設も多いようです．カルバペネム系薬，ピペラシリン・タゾバクタム，抗MRSA薬はまず対象となる薬剤で，これ以外にはニューキノロン系薬や第四世代セフェム系薬も重要と考えられます．

対応のポイント

　これまでに紹介したデータと共通する点ですが，抗菌薬の使用量についても，データを分析して，何が問題なのかを見極める必要があります．抗菌薬の場合，使用量の推移や，他施設との比較を行うことで，介入ポイントがみえてきます（介入の詳細については第Ⅲ章-4「血液培養の提出本数を増やしたいとき」参照）．

　問題は，抗菌薬ごとに標準で投与される量が大きく異なるため，抗菌薬の使用量を単純にmgやg単位で集計してしまうと，それぞれの抗菌薬における時間的推移はみられますが，抗菌薬間での比較や施設間での比較が難しくなる点です．

　これを補正するのが，WHOが設定している各薬剤の標準投与量（defined daily dose：DDD）です．これをもとに，抗菌薬の使用量と延べ入院患者・日数を用いて計算するのが，antimicrobial use density（AUD）と言われる数値です．この数値から，使用量が多すぎるのか標準的なのかを判断するのが，一般的な抗菌薬の使用状況の評価です．

　広域抗菌薬の使用には，たいていの場合，培養の未採取による起因菌不明な症例への投与や，「念のため」の投与による使用が含まれています．前者については，抗菌薬の使用開始前に適切な培養検査が実施されているかを確認し，培養の採取率を同時に計算しておくと有効です．培養が採取されていれば，後者の場合でも培養検査があると有効です．薬剤耐性菌の検出がないことを明示した上で，抗菌薬の変更を依頼する流れとなります．

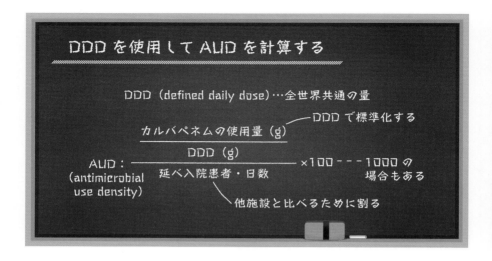

必ず押さえておくべきエビデンス

● Davey P, et al: Interventions to improve antibiotic prescribing practices for hospital inpatients Cochrane Database Syst Rev **2** (2): CD003543, 2017

> 　抗菌薬適正使用の介入が入院患者にどのような影響を及ぼすのか，についてのシステマティックレビューです．我々が日々行っている種々の対策により，総じて抗菌薬適正使用のルールを遵守するようになり，抗菌薬治療期間の短縮が得られる一方で，患者のアウトカムは悪化しない，という結論です．

こんな事例がありました

　図2の事例では2017〜2018年にかけてカルバペネム系薬の抗菌薬使用密度（AUD）が増加しているのがわかると思います．さて，これは本当に必要な処方だったのでしょうか？

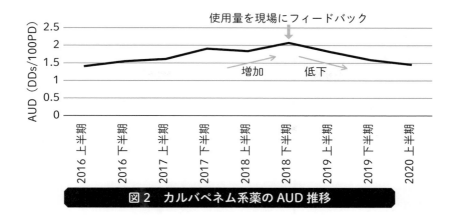

図2　カルバペネム系薬の AUD 推移

　実際，2019年上半期から，カルバペネム系薬の使用について，①理由の確認を行う，②培養結果をもとによりいっそうの de-escalation（狭域な薬への変更や中止）を行う，③「何となく怖いから」使用している症例について可能な限り抗菌薬の中止や変更を依頼する，という活動を行ったところ，やはり必要な症例への投与に収束していくことから AUD が低下しています．

　こうした場合，使用量が多い医師への説明としては「**他施設に比較して**」多いなどの言い方も有効です．そのためにも，抗菌薬の使用量データをAUD で揃えておくと有用と言えるでしょう．

現場でよく聞かれる Q&A

 DOT の集計はデータとして有益ですか？ AUD と DOT の違いは何でしょうか？

AUD は使用量，DOT は治療期間をベースとした評価で，多面的に抗菌薬適正使用を評価できます

　DOT は day of therapy の略で，その症例に何日間抗菌薬治療を実施したかを示す値です．AUD が抗菌薬の払い出し量をもとに計算されるのに比較して，治療期間を評価するため，違った側面からの抗菌薬適正使用の評価が可能となります．高齢者や小児，腎障害がある症例では，最適な投与量に調整した結果，一般成人の AUD よりも少なくなることがありますが，DOT ではそうしたことが起こりにくくなります．一方で，AUD は薬剤管理システムから量を抽出すれば集計可能ですが，DOT の場合，抗菌薬使用症例ごとに投与日数を集計する必要があり，多くの施設ではその算出に手間がかかることが多いと考えられます．まず算出すべき指標は AUD で，その次のステップとして DOT の算出が行うと理解するとよさそうです．

AUD を算出した後，他施設とのデータの比較はどうやったらできますか？

AUD を算出した場合には，全国規模の抗菌薬サーベイランスシステムで他施設との比較が可能ですし，また地域で取り組んでいる感染対策ネットワークなどで比較してみると自施設の状況がよくわかると考えられます

カルバペネム系薬や抗 MRSA 薬の使用に対して，制限はかけてもいいでしょうか？

カルバペネム系薬は許可制としてもよいかもしれませんが，抗 MRSA 薬では難しいでしょう

　広域抗菌薬の適正使用には許可制と届け出制がありますが，処方自体を

自由にできないようにする許可制の場合，感染対策担当者がタイムリーにその抗菌薬使用の是非について判断する必要があります．現状では許可制を採用している施設は多くないと思われますが，許可制の施設でもカルバペネム系薬については他剤で代替可能なことが多く，実際には緊急で使用せねばならない症例は少ないので，運用に支障はないと言われています．抗MRSA薬については本邦でMRSAの検出頻度はまだ低くないこと，また他剤での代替ができないことから許可制とすると運用が難しいと思われます．

 入院患者への経口抗菌薬の使用量は把握した方がいいですか？ その際は，どのようにしたらいいでしょうか？

薬剤によっては把握が必要です．マンパワーや集計データの手間も考慮して検討してみましょう

　静脈注射で使用する広域抗菌薬の継続経口治療薬の候補として選択されやすいニューキノロン系薬が，薬剤耐性菌誘発のリスクや過剰な投与に繋がること，また抗結核作用があることなどから，ある程度コントロール下に置いた方が理想的と言えます．また経口の第三世代セフェム系薬は経口吸収率の悪さから必要性に疑問符が付くことも少なくないため，過剰な投与に対しては警告を出す必要があります．

　一方で，抗菌薬の集計データは経静脈薬を中心に多岐に渡り，その集計の手間も無視できません．入院患者の経口抗菌薬データを用いるためのマンパワーに余裕があるか，また医事課データのEFファイルなどが簡単に利用可能かなどの要因により施設ごとに判断することが必要となります．余力があってより一歩進んだ抗菌薬適正使用活動に取り組みたい場合にはトライするとよいと考えられます．

4 血液培養の提出本数か セット数を確認しよう

●最重要の checkpoint

血液培養検査の本数

血液培養検査……重症細菌感染症を検出できる
①本数が少ないと，重症細菌感染症が見逃されているかも
②本数が少ないと，本当に抗菌薬が必要なのか判断できない…
↓
抗菌薬適正使用にも不可欠

●いつまでにやるか　手指消毒薬の使用量を計算したら次に行う
●優先度　★★★
●どこに相談すればわかるか
　微生物検査室（検査を外注している場合はその担当者）に
確認しよう！
●主な対象
　病棟や診療科ごと．フィードバックは医師（特に若い
スタッフ，研修医），看護師に

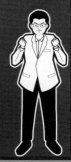

なぜこの対策が必要なのか

　血液培養検査は，微生物検査の中で最も大切な検査の一つです．その理由は，重症な感染症では細菌が血液に入りやすいため，血液培養の結果はその存在を反映していることが多いためです．つまり，施設内でどのような重症感染症が発生しているかを把握するのにはもってこいな検査というわけです．

　また，ここでいう重症感染症の中には院内感染が含まれており，その代表例が血管内カテーテル血流感染症や尿道カテーテル関連尿路感染症で

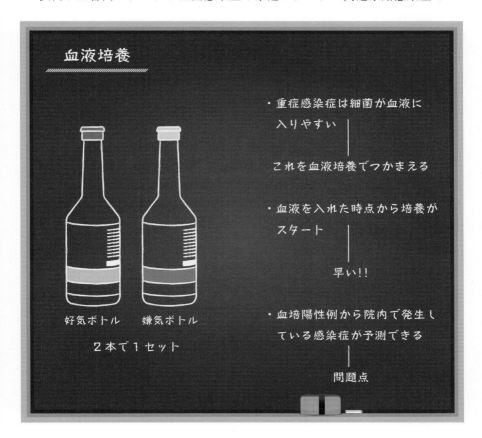

血液培養

・重症感染症は細菌が血液に
　入りやすい
　　↓
これを血液培養でつかまえる

・血液を入れた時点から培養が
　スタート
　　↓
　早い!!

・血培陽性例から院内で発生し
　ている感染症が予測できる
　　↓
　問題点

好気ボトル　　嫌気ボトル

2本で1セット

す．これらはその患者が入院する原因となった疾患とは全く別の，病院に
入院しなければ感染することがなかった感染症であり，可能な限り予防し
たい合併症です．こうした院内感染についても，血液培養によってその存
在を認識することが予防の大切な第一歩となるのです．

　血液培養が十分な本数提出されていないと，そうした重症感染症が診断
されずにそのままになってしまっているとか，場合によっては見逃されて，
患者の症状は別の原因によるものと結論づけられていることもあります．
そのため，血液培養の①提出本数と，②セット数がどれくらい提出されて
いるか，また③その推移はどうなっているのかを確認することで，施設内
の感染対策の実情を把握する必要があります．少なすぎる場合には，現場
にその状況をフィードバックしなければなりません．

どこに相談すればわかるか

　血液培養の本数は，検査部門の**微生物検査室**でデータを算出することが
できます．微生物検査を外注している施設の場合も同様に，血液培養を実
施している外注業者で集計することが可能です．このデータは**半年や1
年単位での経時的な集計（図1の折れ線グラフ）である程度の状況が確
認**できますし，月ごとに集計してタイムリーに血液培養の提出を促す情報
としても利用することが可能です．

　提出本数の実数での集計以外には，他施設との比較にも使用できるよう
に**1,000 patient-days（PD，延べ入院患者・日数）などで補正**すること
もあります（**図1**の棒グラフ）．

　また血液培養では「2セット率」も同時に大切なパラメーターとなりま
す（後述の「現場でよく聞かれるQ&A」参照）．目標とする2セット率
はもちろん100％ですが，なかなかそれを達成するのが難しいのも現状で
す．せめて採血に問題のない成人症例は90％を超えることを目標にする
と，現実的な数字となります．

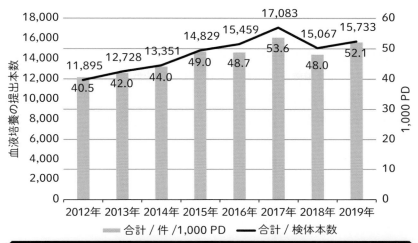

図1 血液培養の提出本数の実数（1セットは2本と計算）と1,000 PD あたりで補正した提出本数（東京医科大学病院データ）

対応のポイント

　血液培養の提出本数を集計した後は，それを**しっかり現場にフィードバックすることが大切**です．まず，提出本数が少ない場合には，「**もっと提出しないと，重症感染症が見逃されているかもしれない**」というメッセージを出さなければなりません．多くの医師は「見逃されている」と言われると，なんとかしなければと考える癖があります．血液培養の提出本数が少ないことが，重症感染症の見逃しという大きな結果に繋がるということを明確に示すのが，ICT の大きな役割となります．

　また，**若手の医師，特に研修医はまだ頭が柔軟**ですので，血液培養の必要性を ICT からしっかり教育すれば，主体的に血液培養のための採取やオーダーをするようになります．この若手の意識改革は非常に重要で，東京医科大学病院でも研修医への教育が血液培養の提出本数の増加に最も寄与したという経験があります．

　そして忘れてはならないのが**看護師への教育**です．患者を最も近くで観察しているのは各病棟の看護師ですので,「こんなとき（症状, 検査値など）は血液培養を取った方がいい」と教えておくと，施設によっては看護師が血液培養を自ら採取できる場合もありますし，それが難しい施設でも看護師から医師に血液培養を取らなくてよいか確認してくれるようになると血液培養の提出数が増加するという事例は少なくありません．

　提出本数を増やしてもらうための具体的なフィードバックの仕方については第Ⅲ章-2「薬剤耐性菌の数を減らしたいとき」にも詳述していますので，そちらもご参照ください．

こんな事例がありました

　前掲の**図1**をみると，2018年に提出本数や1,000PDでの補正値がともに減少していることがわかるかと思います．この原因を分析したところ，医師の勤務体系の変化が影響していることが考えられました．

　この時期，東京医科大学病院では医師の当直に伴う「入り休み」と「明け休み」（当直直前後の休み）が制度として導入されました．血液培養の採取は医師が行っていたため，この休みの導入が血液培養の依頼数に影響を与えたのではないかという構図です．

　その後，血液培養の提出本数が低下傾向であることを院内全体にフィードバックし，2019年は再度増加に転じています．この際には，大きな院内ルールの変更は実施していません．**実施したことはデータのフィードバックのみ**です．やはり**データを職員全体が知ること，それが行動変容の大きなきっかけ**になります．

　このように，原因分析を行うことで具体的に**どのようなアクションを起こせばいいのか**の判断が可能となります．また職員への**フィードバックもしやすくなり，ひいては的確な行動変容に結びつける**ことが可能となるのです．

現場でよく聞かれる Q&A

 血液培養はなぜ2セットを採取しないとだめなのですか？

2セット採取しないと検出感度が大幅に下がるからです

　血液培養を1セットしか採取しない場合には検出感度は6〜7割前後となり，2セットでやっと9割前後となります．これはかなり大きな差で，1セットしか血液培養を採取しないことは，胸痛の患者の心電図を12誘導ではなく6誘導くらいで診断しようとしているくらい効率が悪く，また判断を難しくすると言えます．

　血液培養が1セットでも大丈夫という主張を正当化できる理由は，小児症例以外は，おそらく存在しません．

 血液培養のために採血を行う場合の皮膚消毒は何がいいでしょうか？

アルコールとクロルヘキシジンを混合した製剤がよいと考えられています

　かつて私が研修医だったころは，ヨードによる皮膚消毒が一般的でしたが，近年は速乾性のあるアルコール製剤と持続性のあるクロルヘキシジンかヨードを混合した製剤がよいと考えられています．ただし，本邦ではアルコールとヨードの混合製剤は使用できないため，実際にはアルコールと1%クロルヘキシジンの混合製剤が利用されることが多くなっています．

　また，製剤の選択以外に重要な点として，消毒の前にアルコール綿で採血部位をゴシゴシとこすって汚れを落とすことで，皮膚の常在菌が血液培

養ボトルに混入することをより減らすことができると考えられています．

Q　中心静脈（CV）や末梢ルートからの採取は可能ですか？

A　CV ルートや末梢ルートからの採取は，そのカテーテルが感染している場合，特に有用となります

　感染しているカテーテルでは付着している菌量が多いため，経カテーテル採血をすることで，その血液培養の陽転化の時間が早くなり，末梢血管から採取した血液培養の陽転化時間よりも 2 時間以上前に陽性化すれば，カテーテル感染の診断が可能となります．一方で，経カテーテル採血は，手技後にカテーテル内に血液の滞留を起こしうることや，カテーテル接続部への手指などの操作が加わり汚染しやすくなることから，後の感染症の合併に繋がるリスクもありますので，清潔操作を心掛ける必要があります．また経カテーテル採血は，カテーテルに付着した菌が手技の過程でコンタミネーションすることがあり，採血ポートをしっかりゴシゴシと消毒することが大切です．

Q　解熱薬使用後に採取してもよいのでしょうか？

A　問題ありません

　高熱の患者から採取する際，血管が細く，また脆弱で，採取に時間がかかり，つらいまま長時間過ごさせてしまった事例がありました．こういう場合，解熱薬を使用しながら採取しても問題ありません．解熱薬を使用しても菌血症の存在に影響を与えないためです．
　重症感染症が疑われる患者にアセトアミノフェンを使用することで，死亡率にも ICU 滞在日数にも影響を与えなかったとする研究があります[1]．

つまり，感染症の臨床マネジメントに解熱薬の使用は悪影響がないと考えられます．

Q 血液培養のコンタミネーションはどのように判断していますか？

A 集計を単純にする場合には，起因菌による判断が簡便です

コアグラーゼ陰性ブドウ球菌（CNS），バチルス，コリネバクテリウムが2セット中1セット，または1セット中1セット陽性の場合をコンタミネーションとする方法です．データを簡便に継続的に集計するにはこの方法が最も確実です．一方で，症例ごとにコンタミネーションの判断を行い，詳細に集計することも可能です．例えば，理論的には黄色ブドウ球菌はコンタミネーションの原因菌にはなりませんが，実臨床では黄色ブドウ球菌が血液培養から検出されてコンタミネーションと考えられる事例は存在します．ただ，この集計方法は1例1例医師がカルテを確認する必要があるため，継続的に実施するのが難しいと考えられます．

Q 好気・嫌気ボトルのどちらから先に血液を分注すればよいですか？

A どちらからでも臨床で問題となる差はありませんが，嫌気ボトル→好気ボトルの順で分注することが多いようです

通常，血液採取時には，シリンジやルート内にエアが混入します．採取された血液を血液培養ボトルに分注する際に，最後に残ったエアがボトルに吸い込まれることが多いため，エアが吸い込まれるボトルは嫌気ボトルではなく好気ボトルがよいだろうという考えに基づいた順番です．しかし，

この程度のエアが嫌気ボトルに吸い込まれても検出力に大きく影響はしないと考えられます.

血液培養がどうしても1セット分しか採取できない場合は，好気と嫌気どちらのボトルを優先すればいいですか？

基本的には，好気ボトルを優先します

　臨床で問題となる感染症の多くがブドウ球菌や腸球菌，腸内細菌，緑膿菌などの好気性菌で，2セットが確実に採取された場合でも，検出菌のほとんどが好気性菌だからです．ただし，臨床判断で腹腔内腫瘍などの症例で嫌気性菌の検出を優先したい場合には，嫌気ボトルを優先する選択もあります.

抗菌薬投与後でも血液培養を採取する意味はありますか？

誤解されがちですが，あります

　血液培養は抗菌薬投与前に採取することで最も高い検出感度となりますが，抗菌薬投与後でも菌血症はすぐに解除されるわけではないため，血液培養を採取する意味はあります．また，近年の血液培養ボトルには抗菌薬の吸着物質が入っており，血液に投与された抗菌薬の効果を減弱させる仕組みも採用されています．そして，**抗菌薬投与後も発熱が持続する場合には，その抗菌薬が奏効していない可能性があるため，抗菌薬治療開始後でも血液培養の実施により起因菌を同定することが可能**となります.

文　献

1) Young P, et al: Acetaminophen for fever in critically ill patients with suspected infection. N Engl J Med **373**: 2215-2224, 2015

5 感染対策の現場を見に行こう

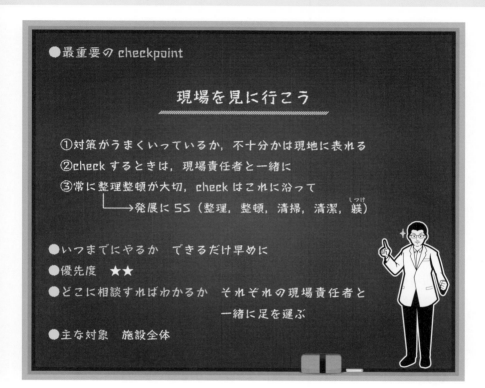

●最重要の checkpoint

現場を見に行こう

①対策がうまくいっているか，不十分かは現地に表れる
②check するときは，現場責任者と一緒に
③常に整理整頓が大切，check はこれに沿って
　└→発展に 5S（整理，整頓，清掃，清潔，躾）

●いつまでにやるか　できるだけ早めに
●優先度　★★
●どこに相談すればわかるか　それぞれの現場責任者と
　　　　　　　　　　　　　　　一緒に足を運ぶ
●主な対象　施設全体

なぜこの対策が必要なのか

　微生物の患者への伝播は，多くの場合，病棟内で起きています．もし病棟内を24時間観察できれば，その伝播の瞬間が確認できるかもしれないですが，それは現実的ではありません．そのため，病室や繋がった廊下やトイレなどの現場を見に行ってみて，感染対策のリスクになりうる，ある

63

いは今後なりそうな場所を確認しておくことが必要と考えられています.

　また，**その現場にとってはすでに日常となっている光景であり，誰かに言われないとそれがリスクであると認識できない側面もある**ため，実際にICTのスタッフが現場に出向いて指摘することが大切です.

どこに相談すればわかるか

　これはもう，現場を直接観察して，気づいた点を指摘するしかありません.ただし，現場に出向く際には必ず**写真を撮って後で説明しやすいようにする**ことや，**現場の師長など責任者と同伴してラウンドするのがよい**です.このため，事前にそれぞれの現場と日程や一緒にラウンドをしてもらう業務の調整を進めておくことが大切です.

　また，それを定期的に行い，「毎週同じ曜日に回ってくる」と認識されると，現場も改善活動がしやすくなります.

対応のポイント

　現場の見回りを行う上でチェックすべき最大のポイントは，"すべてが整理整頓されているか"につきます.もう少し詳しく要素を分けると，①整理，②整頓，③清掃，④清潔，⑤躾といわれる5つのS（5S）の視点で確認するとわかりやすいと思います.

ⓐ 病室や廊下は床に物を置かない／置かせないようにしよう

　病室の床には極力物を置かない,患者にも置かせないことが大切です（**図1**）.床に物が多ければ，掃除が行き届かないだけでなく，物品を介した微生物伝播も起きやすくなります.

1）床が汚い場所だと認識しよう

　図2のように，患者がベッドの柵に載せて使用するオーバーテーブルが床に立てかけられている場面はよく見られます.図中の丸部分が床と接

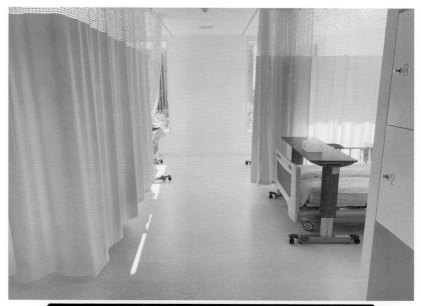

図1　整頓された病室の床

していますが，このあと患者が使用するときに手で触れるかもしれません
し，スタッフが点滴用の薬剤や内服薬を置く場所になるかもしれません．

　床を不潔部分としてしっかり認識し，清潔部分と区別すること，そして
清潔部分が不潔部分に触れることで容易に不潔に変わることにも注意しま
しょう．

　患者に点滴を行う場合，その器具の取り扱いにも注意が必要です．**図3**
では，点滴のシリンジポンプが床まで近接しており，汚染リスクが残りま
す．一方で，シリンジからのチューブは床に落ちないように配慮がなされ
ています．

2）廊下は常に整理整頓をしよう

　廊下も常に整理整頓を心掛けたい場所です．**図4**のように，車いすや
面会者用いすなども出しっぱなしにせず小まめに片づけましょう．

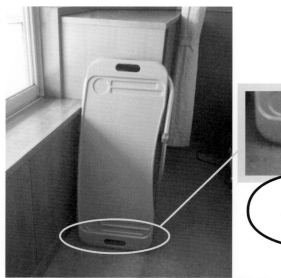
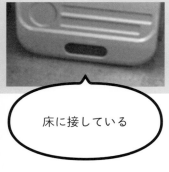

床に接している

図2　床に置かれたオーバーテーブル

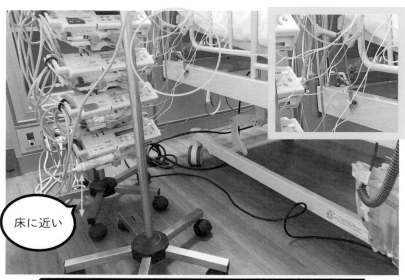

床に近い

図3　垂れ下がったチューブに注意

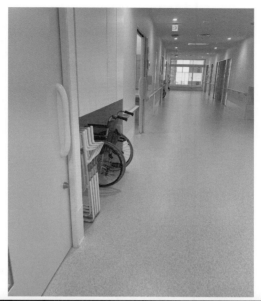

図4　整頓された廊下

　もし廊下に物品が出ていると，複数の患者やスタッフが触れてしまうかもしれませんし，清潔物品や不潔リネンの廊下搬送の際に接触してしまうかもしれません．また，患者の転倒のリスクにもなります（**図5**）．

ⓑ　水回りは微生物の宝庫！　物品を整理しよう

　図6のように無造作に置かれた歯ブラシやコップがシンクに落ちると，最も汚染がひどくグラム陰性桿菌が多量に定着している排水口で物品が汚染される可能性があります．

　図7のように，シンクの上には必要最低限のものだけ，または何も置かないことが理想的です．物品を置かなければならない場合には，壁に着けて直接シンク周辺に接触しないようにするか，手洗いソープだけなど物品を限定することが対策となります．その他にシンクデザインの変更などがありますが，コストがかかり，またそもそも理想的なシンクの販売がな

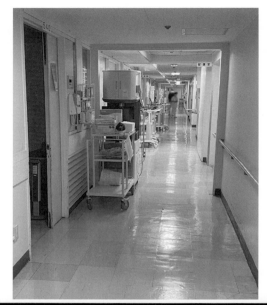

図 5　物品がたくさん置かれた廊下

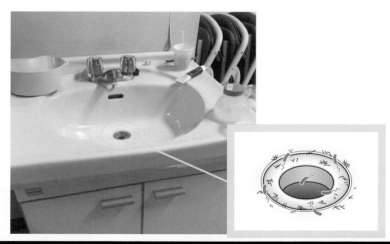

図 6　物品がたくさん置かれ，リスクの高いシンク

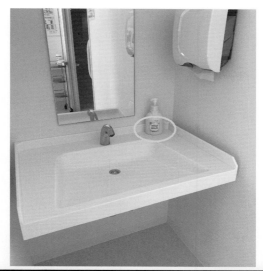

図7　必要最小限のものだけが置かれ，整頓されたシンク

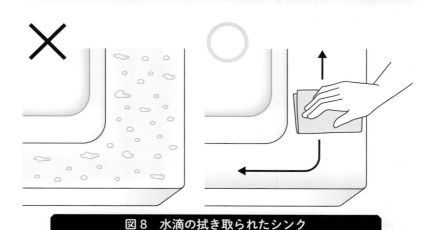

図8　水滴の拭き取られたシンク

されてないことも問題です．

　また，シンクの水分は感染対策の大敵です．**図8**のように常に水滴が拭き取られており，水浸しにならないようにしたいところです．シンクを使用した人がペーパータオルなどでまめに拭き取るように徹底しましょう．

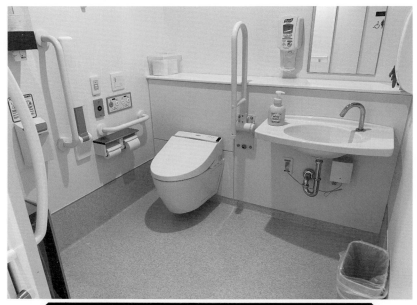

図 9　整理整頓されたトイレ

ⓒ　トイレ・汚物処理室は汚染リスクが高い

　トイレや汚物処理室は，便や尿などの排泄物が集まる部分であり，目に見える汚れだけでなく，目に見えない汚れのリスクも高い場所です．薬剤耐性菌のリザーバーとなるおそれがある一方で，消毒を実施しても再度汚染されるため，日常的な環境整備がとても大切な箇所です．

・トイレも,病室や廊下と同じく床には物を置かないようにします(**図9**).
・使用前のトイレットペーパーは，床に置かないことはもちろん，使用前に汚染されないよう，**図10**のようにケースに入れるなど収納の工夫を行うとよいでしょう.
・トイレのカーテンは汚れた手で触れることが多く，見た目以上に汚染リスクが高い場所です(**図11**).こまめな交換を徹底するよう注意しましょう.

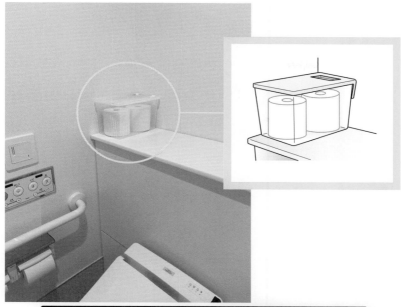

図10　使用前のトイレットペーパーの保管例

Column　　自動洗浄ノズルはキレイ？

　トイレの感染リスクについては前述の通りですが，複数の人が共有し，排泄物で汚染される可能性がある自動洗浄ノズルの感染伝播リスクはどうでしょうか．一見すると汚そうですが，実際には，内部構造の工夫により毎回自動洗浄ノズルの先端が洗浄されており（図），汚染されていることは少なく，自動洗浄ノズルによると思われる伝播事例はまれです．

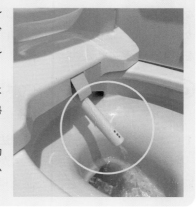

　自動洗浄ノズルが汚染される場面は使用中ではなく，むしろトイレの清掃時にスポンジなどで菌を付けてしまうことの方が問題かもしれません．自動洗浄ノズルは毎回，綺麗なスポンジかクロスで清掃しましょう．

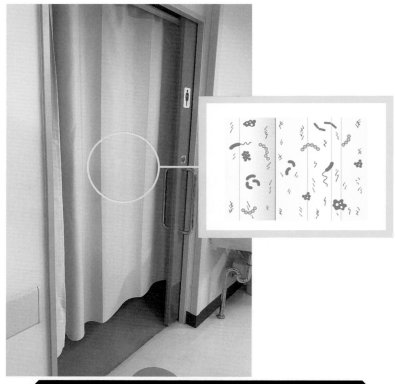

図11　トイレのカーテン

　汚物処理室は，入るときに必ず汚染物を持って入りますので，カーテンなどを開ける動作が入ると，介在物がどうしても汚染されます（**図12**）．カーテンを外す，扉を手以外で開けられるようにするなど，入室時の接触を防ぐ工夫が必要です．

ⓓ スタッフステーションでは清潔物品と汚染物品をどう整理するかのゾーニングが大切

1）清潔物品は整理方法・保管方法がキーに

　清潔物品は，汚染物品との距離が近づかないよう，整理方法と保管方法に気を配ることが重要です．例えば，**図13**のように足台が積み上げられ

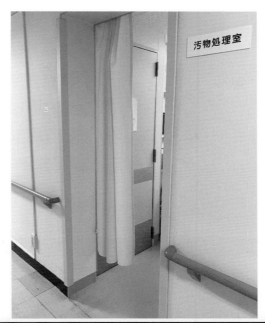

図 12　汚物処理室のカーテン

ていると，横の棚にある滅菌・清潔物品は床に置かれるのと同じ状態となり，どんどん汚染されていきます．

　収納の仕方でも，**図 14**のように収納棚の下段には物を置かない方がリスク回避できます．

２）スタッフステーションには汚染物を持ち込まない

　スタッフステーションは多くの人や物が交差する場所です．そのため，清潔と不潔・汚染が混在しやすい箇所であるため，その交差のリスクを下げることが大切となります．可能な限り汚染物をスタッフステーションに持ち込まず，先に処理してしまう習慣やルールが必要となります．

　図 15の場合，PC カート下段に感染性廃棄物があり，破棄せずそのままスタッフステーションに持ち込まれています．さらに，聴診器を置く場所が低いため，少しずれると感染性廃棄物ボックスの横に触れてしまう恐

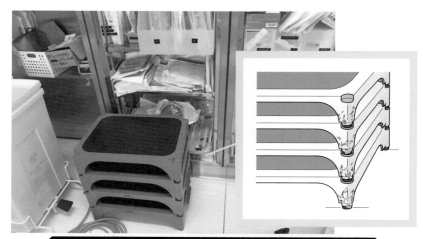

図 13　積み上がった足台

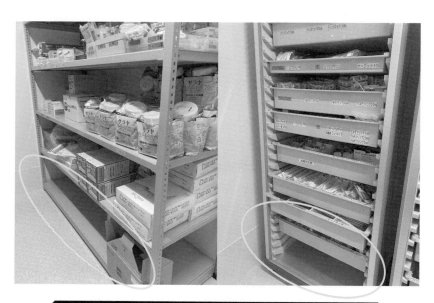

図 14　棚の下段には収納しない

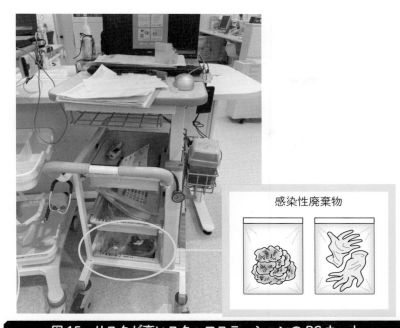

感染性廃棄物

図15　リスクが高いスタッフステーションの PC カート

れがあります．こうならないよう，汚染物は必ず入室前に破棄し，スタッフステーションに持ち込まないように徹底する必要があります．

　図16 も PC カートの写真ですが，こちらは聴診器をフックに掛けているため，先端が床に近くなりすぎています．床が汚染箇所なのは**ⓐ**の病室の項目で説明した通りです．例えわかりやすい汚染物がない場合でも，保管方法に注意しましょう．

　また，清拭消毒用のクロス製剤は，クロスがはみ出ていない状態にして，ふたをしっかり閉めましょう．消毒薬は揮発性であり，クロスがはみ出た状態では隙間が空いてしまい，使用するときには効果が落ちてしまう恐れがあります（図17）．

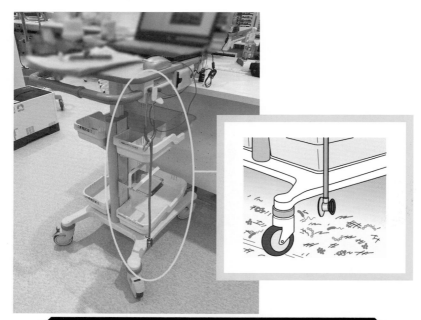

図16　床近くまで垂れ下がった聴診器

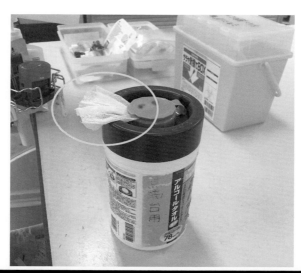

図17　はみ出た消毒用クロス

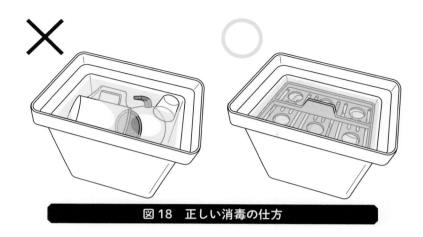

図18　正しい消毒の仕方

ⓔ 物品の消毒はもれなく行う

　浸漬消毒をする物品はすべてを沈ませないと，浮き出た部分は消毒されません．この場合，図18のように落し蓋ですべてを浸漬するとよいでしょう．また，物品を入れすぎないようにすることも大切です．

必ず押さえておくべきエビデンス

● Nakamura I, et al: The transmission of extended-spectrum β-lact-amase-producing Klebsiella pneumoniae associated with sinks in a surgical hospital ward, confirmed by single-nucleotide polymorphism analysis. J Hosp Infect **118**: 1-6, 2021

> 　ESBL 産生 *Klebsiella pneumoniae* が病室のシンク排水口を起点に伝播していたことを証明した研究です．カルバペネム耐性腸内細菌目細菌（CRE）はシンクを起点に院内伝播する報告が多いのですが，ESBL 産生菌のような比較的一般的な薬剤耐性菌も気づかぬうちにシンクを起点に伝播が発生しているかもしれません．

● Wu YL, et al: Exposure to infected/colonized roommates and prior room occupants increases the risks of healthcare-associated infections with the same organism. J Hosp Infect **101**: 231-239, 2019

前に入院していた患者が薬剤耐性菌保菌者だった場合，その部屋に新たに入院した患者の同じ菌による医療関連感染のリスクが2.69倍のオッズであることを報告しています．退院時清掃が大切と言えます．

● Rashid T, et al: Mechanisms for floor surfaces or environmental ground contamination to cause human infection: a systematic review. Epidemiol Infect **145**: 347-357, 2017

病院の床が薬剤耐性菌で汚染されている可能性を指摘していて，介在物などの接触やエアロゾルによる伝播が発生しうるため，床の定期的な清掃（消毒でない）が大切であることを指摘しています．

現場でよく聞かれる Q&A

Q 衛生材料は床からどのくらいの高さなら保管していいでしょうか？

滅菌物を開放棚に保管する際の基準として，床20cm，外壁5cm，天井釣り付け器具46cm以上の距離を保つ，という推奨があります[1]

Q 各部署のこだわりで様々な物品がありますが，似たような物も多いようです．整理した方がいいでしょうか？

もちろん整理した方がよいですね

　感染対策の基本は整理整頓です．この整理整頓を困難にしていることの一つが，同じような物をたくさん設置・備蓄していることです．役割が重複するものは片づけること，また必要なときに担当部署から請求するように運用を変更することが大切です．これらの過剰な在庫や重複在庫は経営の視点からも負荷になります．

 手指消毒薬の開封後の使用期限は6ヵ月でいいでしょうか？

使用期限ではありませんが，半年で使い切れない場合は手指衛生の実施状況を見直してみましょう

　手指消毒薬の明確な使用期限はありません．手指衛生は日々実施するもので，かつ必要な場所に設置しているため，半年間で使用しきれない，というのは手指衛生の実施状況が悪いことを意味します．半年程度を使用期限としている施設が多いのはこの理由からと考えられます．

 液体石鹸や保湿剤にも開封後の使用期限を設けた方がいいでしょうか？　その際の期限はどのくらいでしょうか？

手指消毒薬と同じく，衛生管理の実施状況の目安として半年を期限としておくといいでしょう

　こちらも同様に必要な箇所に設置されているはずで，開封したら消費されていくのが前提です．余剰が多いとしたら，職員への教育が必要ですし，設置個所の見直しが必要かもしません．多くの製品で使用期限の設定はな

いと思われますが，何年も同じものが使われた場合，劣化や汚染のリスクはゼロではありませんので，半年前後を使用期限にするのが選択肢と考えられます．

 Q 電子カルテのキーボードが細菌の媒介をしているとしたら，カバーなどをした方がいいでしょうか？ カバーが汚れるなら意味がないですか？

キーボードは確かに汚染が問題になっていますが，カバーが有効かについてはまだ検討を要しています **A**

　電子カルテのキーボードは多くの人が触れる場所であり，これらを介した微生物伝播が発生します．特にキーボードは入り組んだ構造をしており，一度汚染されるとその除去が難しいことが問題です．解決策としてキーボードカバーが運用されていますが，このカバーがどれくらい有効かはまだ不明確です．コストなどの問題から頻繁な交換は難しく，また塩化ビニルなどでできていることが多く，消毒薬との相性はよくありません．今後，キーボードカバーがどのような役割を担うのか，有効なのかなどの検討が必要です．

 Q ドアノブやベッド柵など，人の手がよく触れタンパク質などが付着する場所が，ちゃんと綺麗になっているかの確認方法はありますか？ ATP 拭き取り検査は有効ですか？

清掃の目視確認や，ATP 拭き取り検査が有効です **A**

　ドアノブやベッド柵などの高頻度接触部位は定期的な清掃が必要です．躍起になってこまめに消毒する必要はありませんが，定期的にその清掃が

確実に実施されているかは確認したいところです．実際に清掃しているところを目視で確認することも選択肢の一つですが，ATP チェッカーでタンパク質がどれくらい残存しているかを確認する手段も有効です．清掃後に ATP チェッカーで確認し，異常高値であれば清掃不良があるかもしれません．

文 献

1) International Association of Healthcare Central Service Materiel Management（IAHCSMM），日本感染管理支援協会（訳）：セントラルサービステクニカルマニュアル第8版，日本感染管理支援協会，2021

Column　　仲間を増やそう

　感染対策をうまく進めるためには，仲間の存在が大切です．というより，感染対策は一人でやってうまくいく仕事ではありません．これが，感染対策のチームが医師や看護師，薬剤師，臨床検査技師などの複数の職種で構成されている理由となっています．

　医師が得意な分野と看護師が得意な分野は異なります．これは薬剤師，臨床検査技師も然りです．さらに病院長や各部門の責任者など影響力の大きな人を味方につけることができれば，鬼に金棒です．

　また，忘れてはならないのが，感染対策チーム以外の現場スタッフはすべて対策チームの仲間，理解者であることです．現場と対立し，そっぽを向かれては，感染対策は絶対にうまくいきません．現場が協力的であること，現場との情報共有の疎通性が高いことは，感染対策活動に大きな影響を与えます．

　仲間を増やすためには，専門家として信頼されることはもちろんですが，最終的にはやはりコミュニケーション能力や人間性がものを言うのは間違いありません．日ごろから円滑な人間関係を築いておくことが，実はとても大切なのです．

第 II 章

感染対策の基本を
押さえたら，
次に何をするか

　感染対策の基本事項を理解した後には，より専門的な視点から問題点を認識して解決する必要があります．この章はもう少しレベルアップした内容です．それぞれを深掘してみようと思います．

7 陰圧室を見に行こう

●最重要の checkpoint

陰圧室は「陰圧」であることが大切

・結核，麻疹，水痘・帯状疱疹……COVID-19 も
・スモークテスト，ティッシュペーパーを使用したテストで陰圧になってるか確認
・定期的に排気フィルターの詰まりなどをメンテナンス

●いつまでにやるか
第 1 章の病室などのチェックが終わったら，次に確認しよう
●優先度　★★
●どこに相談すればわかるか
施設の設備担当者（部署）に確認し，現地に足を運んでチェックする

　　一般病室は等圧であるため，結核や麻疹，水痘や汎発性帯状疱疹などの空気感染を起こす症例は陰圧室での管理が必要です．また COVID-19 の流行により陰圧室の利用が増加していますが，陰圧室がしっかり陰圧に管理されているかは，実は難しい管理となります．陰圧室をしっかり陰圧に保つ仕組みやチェック方法を理解しましょう．

なぜこの対策が必要なのか

陰圧室の管理で最も大切なことは，文字通り「**しっかり陰圧になるか**」です．陰圧室が実際には陰圧になっていないことが判明した場合，現場の動揺はかなり強いものになるということをまず覚えておいてください．

「陰圧室なのだから当然陰圧になるでしょう」と早合点すると，それが大きな間違いの始まりで，**意外にも実際には陰圧になっていない，ということがよくあり**，注意が必要です．部屋を陰圧にするためには排気口から室内の空気を強制排気するのですが，この排気口のフィルターやダクトの詰まりにより排気が不十分になることが原因となることが多いです．

どこに相談すればわかるか

陰圧室の不備は設備の問題で，本来は定期的に設備担当者（部署）がメンテナンスすべき内容なのですが，実際に使用するスタッフ自身も，本当に陰圧になっているかを確認しておくことをお勧めします．

設備担当部署に，メンテナンスの実施履歴などを確認した上で，実際に足を運んで簡単なテストを行うとよいでしょう．

対応のポイント

ⓐ 陰圧になっているかの確認方法

陰圧室のテストは，厳密に行うのであればスモークテストによる吸気の確認が推奨されますが，スモークテスト以外にも，誰にでも簡単にできる確認方法として，ティッシュペーパーなどによる気流の確認があります（**図1**）．

方法は非常に単純で，陰圧室を陰圧にした状態で，細く切ったティッシュペーパーをドアの縁に近づけます（**図1**の左）．ドアの向こうの空間が陰

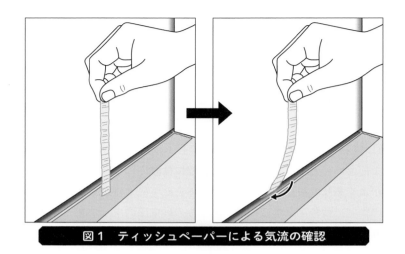

図1　ティッシュペーパーによる気流の確認

圧であれば，ティッシュペーパーは吸い込まれます（**図1**の右）．これで気流の方向を確認することができるのです．

　もしティッシュペーパーの先端が引き込まれずに押し出された場合は，この隙間から空気が出ている，つまり部屋内部の方が陽圧であることを意味します．陽圧室，つまり無菌室や手術室であれば問題ありませんが，万が一，陰圧室がこの状態になっていた場合には，室内の病原体が廊下に排出されてしまいます．

ⓑ 陰圧室の前室の役割

　陰圧室を陰圧にするための構造は，排気量を増やし，ドアなどの隙間から侵入する空気を少なくすることが原則です．また出入りにはドアを開閉する必要があるため，その緩衝ゾーンとして前室が設置されていると，より確実な陰圧空間を常時作ることができます（**図2**）．

ⓒ 事例①：外来の陰圧室

　図3は，外来を陰圧にする場合の各部屋の構造を示したものです．外来を陰圧にする場合，前室を患者の待合室側と医療者の出入口側の両方に

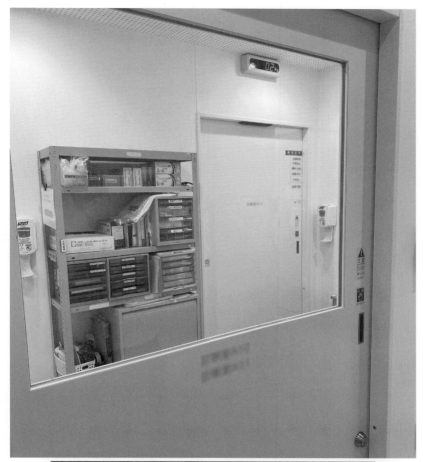

図2　正式な陰圧室に設置される前室
正式な陰圧室は前室があり，2枚扉となります．

設置することになります．両方に前室がないと，扉を開けるたびに陰圧空間と周囲空間が等圧になってしまいます．前室を設けることで，陰圧が解除され空気が逆流しても，その空気は前室に留まるというわけです．診察室，前室，スタッフステーションの間も前述と同様に，日常的に差圧の確認を忘れないようにしましょう．

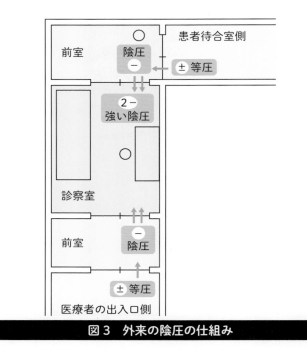

図 3　外来の陰圧の仕組み

(d) 事例②：病棟の陰圧病室

図 4 は，病棟の陰圧病室の仕組みを示したものです．外来の陰圧室と同様に前室を設置することで，等圧である廊下との干渉ゾーンを作成しています．

注意点としては，病室側と廊下側の扉を同時に開けないようにすることです．この点は入室するスタッフや患者にも徹底しておく必要があります．

(e) 陰圧室が陰圧になっていないことがわかった場合

病棟で対象患者が使用中の場合は，早急に陰圧にする対策が必要です．設備担当者に連絡し，排気を増加するように設定するか，排気口の詰まりの整備を行います．

病室の窓を開けると，外気との換気によって等圧の状態でも廊下や他の

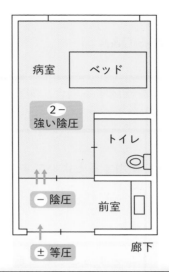

病室
ベッド
2-
強い陰圧
トイレ
- 陰圧
前室
± 等圧
廊下

図4 病棟の陰圧の仕組み

病室への排気の流入を抑えることができますが，廊下や他の病室との差圧のバランスが崩れ，病室の空気がいっそう廊下へ流れこむ危険もあります．もし病室の窓を開ける場合には，患者もスタッフもいない空間にある別の複数の窓を開けて空気の流れを作るようにしましょう．ただし，近年使用されている通常の病院設備では，換気により空気の流れが良くなるように窓の設置がされていないこともありますので，設備の状況に応じて判断します．

　なお，例え肺結核や麻疹など空気感染予防策が必要な疾患を持つ患者が使用しているとしても，部屋が陰圧になっていない結果，すぐに他への感染が成立してしまう可能性は実際は高くないと考えられます．焦らず対応することが重要です．

現場でよく聞かれる Q&A

Q 差圧計で圧の差を確認する場合，病室内との空気圧差は数値だとどのくらいですか？

A 参考値として 2.5 Pa を使用するとよいですが，必須事項ではありません[1]

Q 陰圧室がなく，工事をすることもできない場合，簡易的に陰圧室を作る方法はありますか？

A 部屋の入口に簡易的な前室を作り，バキュームで陰圧化することが可能な装置があります．複数のメーカーから販売されています

文　献

1) 満田年宏（監訳）：医療施設における環境感染管理のための CDC ガイドライン，2003 <https://med.saraya.com/gakujutsu/guideline/pdf/kankyocdc.pdf>（2022 年 6 月閲覧）

Column　前室を陽圧にする場合もある

　陰圧室の仕組みとして，通常は前室をやや陰圧にして，陰圧室を強い陰圧にしますが，陰圧室を強い陰圧にしなくとも，前室を陽圧にすることで気流が前室から陰圧室方向，前室から廊下方向に流れるようにし，前室を気圧の壁として利用する方法もあります．特に，簡易設置型の隔離用の陰圧室では，患者空間を陰圧にしつつ，前室を陽圧にして，陰圧不足を補う技術が使用されることがあります．前室が陽圧となっている場合にも，使用時に差圧が発生しているかをしっかり確認しましょう．

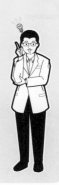

2 オペ室を見に行こう

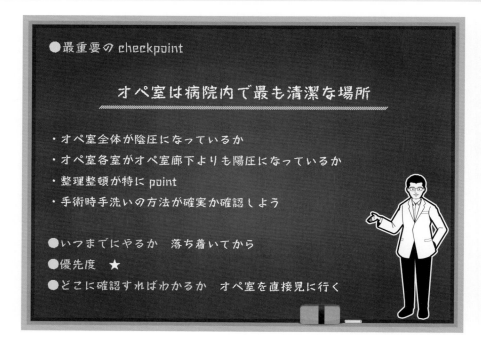

●最重要の checkpoint

オペ室は病院内で最も清潔な場所

・オペ室全体が陰圧になっているか
・オペ室各室がオペ室廊下よりも陽圧になっているか
・整理整頓が特に point
・手術時手洗いの方法が確実か確認しよう

●いつまでにやるか　落ち着いてから
●優先度　★
●どこに確認すればわかるか　オペ室を直接見に行く

　一般病棟に比べて，オペ室は手術に関連する医師や看護師以外は訪れることが少ない場所ですが，医療施設で最も清潔な空間である必要があり，またそれを維持するためのルールや環境整備が大切です．

なぜこの対策が必要なのか

　オペ室は，医療施設内で最も清潔な場所であるべきです．特に手術中の術野を清潔に保つために，空気の管理から器材の清潔管理まで細心の注意を払う必要があります．

　また，手術に関連した物品は数が多いため，清潔・不潔を考慮した整理整頓がとても大切になります．もし清潔に保てていない場合には，患者の手術部位感染症（SSI）に繋がりますし，また整理整頓ができていないことが医療事故にも繋がります．その意味でも，**病院の中で最も緊張感をもって感染対策がなされるべき部門**と言えます．

どこに確認すればわかるか

　オペ室に直接見に行き，現場を確認します．オペ室の運用を理解しているオペ室の師長と一緒にラウンドするとよいです．

対応のポイント

ⓐ 清潔・不潔の区分け

１）オペ室の陽圧管理

　オペ室内の空気は規定の機能を持ったフィルターで浄化され，**さらに常に廊下よりも陽圧で管理されているのが通常**です．この対応によって，内部の空気を外に逃がさない陰圧室とは逆に，オペ室は外気が直接入らない状態を保つことができ，必ずフィルターを通した後のクリーンな空気で満たされることになります．

　オペ室の内部が陽圧に管理されていると，廊下側の排気口から空気が押し出されて出てきます．施設ごとにインジケーターが異なりますが，**図1**の場合は排気口が廊下側に少し開いていることで確認できます．

２）オペ室の物品管理

　オペ室には数多くの機材や清潔物品が保存されています．まず，可能な限り使用前と使用後の物品が移動する動線を分けるようにしましょう．この動線を区別することで，使用前の物品を保管する清潔物品のゾーンと，使用後の物品を処理する不潔ゾーンが平面上で区分けされます（**図2**の左）．

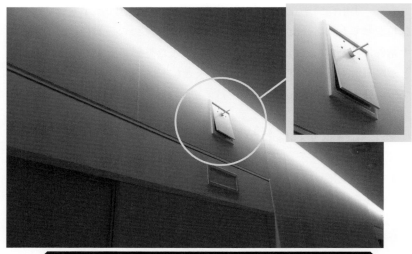

図1　オペ室廊下側の排気口

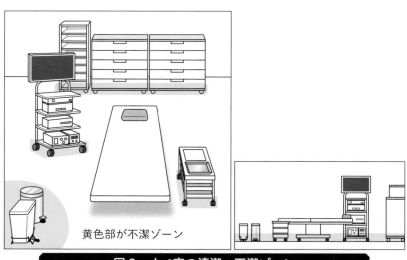

黄色部が不潔ゾーン

図2　オペ室の清潔・不潔ゾーン

　次に，高さでの区分けを行います．床近辺は不潔ゾーンとみなすため，床上20〜30cmより上のゾーンに清潔物品を整理します（**図2**の右）．も

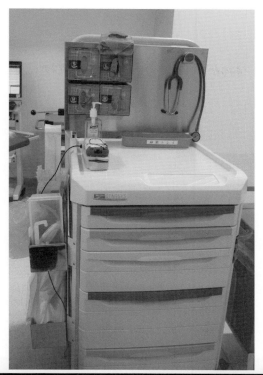

図3　麻酔機近くの処置台

し床上 20～30 cm 以内にも収納が必要であれば，引き出しなどに収納し，直接物品が露出しないように整理する選択肢もあります．

　物品によっては患者の体位変換や移動の際に床に下ろしてしまいがちなものがありますが，患者に触れるものは次回使用する際に不潔にならないように床に置かないようにしなければなりません．

・麻酔器近くの処置台は，図3のように常に整理整頓し，清潔に使用する環境を整えます．

・清潔物品の移動カートは下段（床に近い＝不潔ゾーン）には物品を収納せず，下段以外の清潔ゾーンに物品を収納します（図4）．

・除圧スポンジなど患者に使用する物品は清潔に管理するために，床周辺

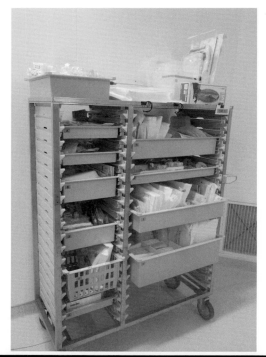

図4　清潔物品の移動カート

や棚下段（不潔ゾーン）に収納しないようにしましょう（**図5-A**）．棚の下段に収納する場合には，クリアケースなどに入れて管理すると清潔が保ちやすくなります（**図5-B**）．下段ワゴンがないものを選択し，物品を上段に集めるのも有効です（**図5-C**）．

ⓑ　手術時手洗い

1）ウォーターレス法（ラビング法）による手指消毒を徹底しよう

　手術時手洗いのポイントとしては，手洗い方法を統一することが大切で，個々の医師の好みで複数の消毒薬や装置が設置されることは避けましょう．近年，手術時の手洗い法としては，以下に紹介するウォーターレス法（ラビング法）が推奨されています．

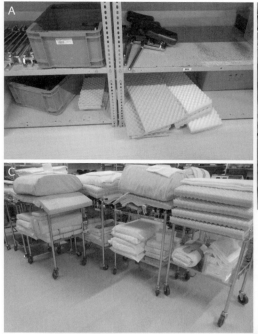
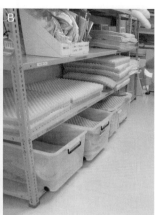

図5　患者に称する物品管理の例

A：NG例，B・C：収納のポイント

2）ウォーターレス法（ラビング法）による手術時手指消毒法

①はじめに，目視で手の汚れを確認する（爪は短くする）

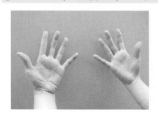
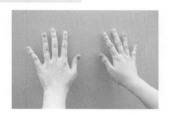

②予備洗浄　所要時間約 1 分間，普通は石鹸

1

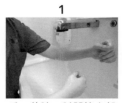

手，前腕，肘関節上部を濡らす

2

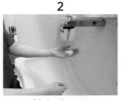

石鹸を手に取る

3

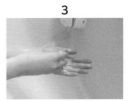

手の平を擦り合わせる

4

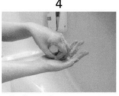

指先と爪を手の平で円を描き擦る

5

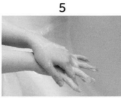

手の甲をもう片方の手の平で擦る

6

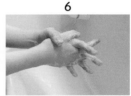

指を組み合わせて，指の間を擦る

7

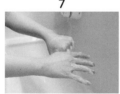

親指を反対の手の平で包み，回転させて擦る

8

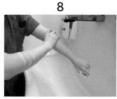

手関節，前腕，肘関節上部まで回転させて擦る

9

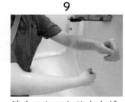

流水でしっかりすすぎ，石鹸を洗い流す

10

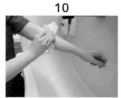

非滅菌ペーパータオルで水分を吸収させる

11

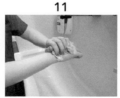

十分に水分を取り除き終了（以後の消毒効果に影響する）

③消毒1回目　指先から左肘まで. 所要時間約1分間. 1％クロルヘキシジンアルコールなど残留性のある消毒薬

1	2	3
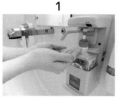	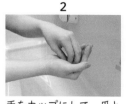	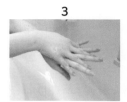
消毒薬を手に取る	手をカップにして，爪と指先によく塗り広げる	手の甲と指にしっかり塗り広げる

4	5	6
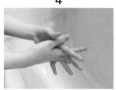	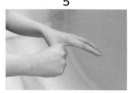	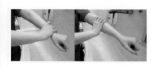
指の間は両手を組んでしっかり塗り広げる	親指を反対の手の平で包み，回転させて擦る	手首から左肘までしっかり塗り広げる

④消毒2回目　指先から右肘まで. 所要時間約1分間

1	2	3
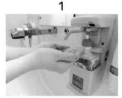	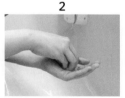	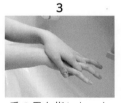
消毒薬を手に取る	手をカップにして，爪と指先によく塗り広げる	手の甲と指にしっかり塗り広げる

4	5	6
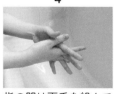	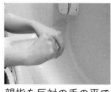	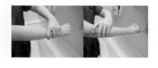
指の間は両手を組んでしっかり塗り広げる	親指を反対の手の平で包み，回転させて擦る	手首から右肘までしっかり塗り広げる

⑤消毒 3 回目　手首から指先．所要時間約 1 分間

1	2	3
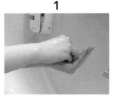	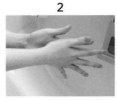	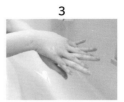
手をカップにして，爪と指先によく塗り広げる	手の平と指のしわを伸ばすようにして塗り広げる	手の甲と指にしっかり塗り広げる

4	5	6
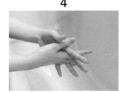	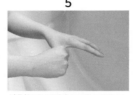	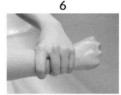
指の間は両手を組んでしっかり塗り広げる	親指を反対の手の平で包み，回転させて擦る	両手首までしっかり塗り広げる

3）手術時手洗い装置は清潔に管理されていますか？

　手術時手洗いについて確認する際には，手術時手洗い装置が清潔に管理されているかも必ず確認しましょう（**図6**）．平成17年（2005年）2月1日に医療法施行規則が改正され，水道水の使用が認められるようになりました．滅菌水は塩素を含まないため，きちんとした設備管理をしていないと微生物汚染をしやすいことから，水道水に変更した施設が多いと思われます．自験例でも滅菌水の装置の蛇口部分が汚染していたことがあります[1]．

　水の吐水口に目皿がついていることもあると思いますが，ここに微生物が定着すると問題ですので，目皿の定期的な洗浄が必要です．

必ず押さえておくべきエビデンス

● American College of Surgeons：Statement on operating room attire. 2016 <https://bulletin.facs.org/2016/10/statement-on-operating-room-attire/> （2022年10月閲覧）

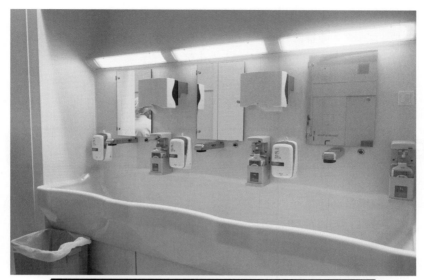

図6　整理された手術時手洗い装置

　手術室内での服装，マスク，毛髪やイヤリングについての勧告です．やはり清潔なオペ着が望ましく，マスクはしっかりと着用し，毛髪は隠す，イヤリングなどの装飾品は外すことが推奨されています．マスクの紐をほどき首にぶら下げることもすべきでない，とされています．

こんな事例がありました

　最近の東京医科大学病院における調査で，手術中の目の防護について装着率を確認したところ，看護師の装着率は100％でしたが，手術を執刀する医師の装着率が低いことがわかりました．一方，同様に体液曝露事故の記録を確認すると，手術手技に伴い患者の体液が医療者の目に入ったと考えられる事例が数件見られました．

　この結果を受け，東京医科大学病院では術野に入る全スタッフが目の防

護を実施するルールを再確認し，使用しやすいアイシールド，フェイスシールド，ゴーグルの整備を行いました．2つの調査を合わせて，現状を分析し次への対策へと繋げることができた事例でした．

現場でよく聞かれる Q&A

 手術室に入室する際は靴を履き替えなくてはならない？

基本的に靴の履き替えは不要と考えられています

　履き替えによる SSI の予防効果が証明されないためです．しかし，あまりに汚れた外履きでは，歩き回ることで空中に粉塵が舞うこともありうるため，人工物を扱う手術を実施する場合には，履き替えを推奨する意見もあります．

　履き替えを実施する場合には，外履きの保管場所と履き替えるスリッパなどの履物をどう管理するか，消毒するのかなども合わせて検討する必要があります．

Column　中央材料滅菌室は遠い存在？

　医療現場では「滅菌」されたものを使用することは珍しくありませんが，その滅菌の仕方についてはよく知られていないのが現状です．機械に入れてピッとスイッチを押して，などと簡単なものとイメージしがちですが，どの器材はどの滅菌方法が適切か，予備洗浄はどのように行うかなど，実は専門知識と技術を必要とします．大きな病院の中には滅菌技士と呼ばれる専門家が勤務していることが多いので，相談や情報共有をするとよいです．

文　献

1) 山田景土ほか：集中治療室における滅菌水手洗い装置に対する管理の重要性．日環境感染会誌 29：100-104，2014

3 透析室を見に行こう

●最重要の checkpoint

　血液媒介性感染症と飛沫感染，空気感染のそれぞれについて対策を行うことがキー

　人工透析は血液媒介性感染症（HBV，HIV など）やインフルエンザ，COVID-19，結核，耐性菌などの伝播が起こりやすい

Factor
- ・狭いことが多い！
- ・物品が多くなりがち！
- ・観血的な処置が多い！
- ・たくさんの個人防護具が必要！

●いつまでにやるか　他の部署の確認が落ち着いてから
●優先度　★
●どこに確認すればわかるか　透析室を確認しに行く

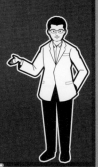

　透析患者は免疫不全症例であることに加え，種々の医療曝露の結果，薬剤耐性菌やウイルス性肝炎など感染症を並存して持っていることが他の患者に比較して多いとされています．また，透析時間が週に3回，数時間に及ぶことから，透析中に他の患者に／からインフルエンザや COVID-19 が伝播してしまうことがあります．そのため，透析室での感染対策は重要なテーマと言えます．

なぜこの対策が必要なのか

　多くの場合，**透析室は実際の患者数に比べて面積が限られた場所にベッドを詰めて配置しており，患者間の距離が通常の病室よりも近い**ことから，感染伝播が起こりやすい条件が揃った空間となっています．

　患者数のわりに狭い空間で透析を実施しているのは，これまでの透析医療の歴史や費用，外来患者が主であることなどの複数の要因が関連していると考えられ，感染リスクを根本から解消するのは難しいと言わざるを得ません．

　加えて，**透析患者は透析のたびに血液曝露のリスクがある**ことから，**透析機器や周辺のベッド，オーバーテーブルなどの器具を介した HBV 感染なども起こる**ことがわかっています．また，疾患の影響で免疫不全であることも多いため，COVID-19 や結核，インフルエンザ，そのほか薬剤耐性菌などの感染リスクも通常の患者より高いと考えられます．

　以上のような理由により，透析室での感染対策は通常の病室とは異なる対応が必要とされます．

どこに確認すればわかるか

　実際に現場を見に行って確認します．特に透析ベッドとその周囲の環境や，透析機器，清潔物品の保管場所，不潔物の管理方法などを確認しましょう．また透析前後での感染対策手順の確認も同時に行いましょう．

対応のポイント

ⓐ 処置ごとに個人防護具を取り替える

　透析は観血的処置であるため，血液曝露が発生しやすい医療です．また患者の特性から，薬剤耐性菌など微生物に感染しているリスクが高いため，

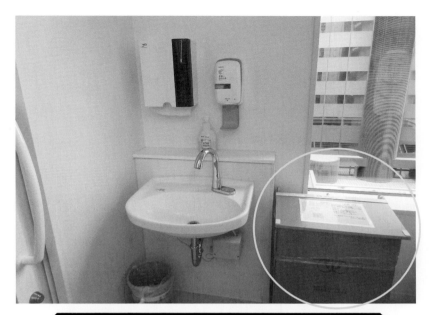

図1　感染性廃棄物用ごみ箱の設置例

感染性廃棄物用のごみ箱を複数個所，使用しやすい場所に設置しているか確認しましょう．

　まずは医療者への感染を起こさないよう，個人防護具（PPE）を適切に装着し，処置後には確実に PPE を脱ぐことが大切です．つい PPE（特に手袋）を付けたまま一連の動作をしてしまいがちですので，ICT が現場を巡回するときには，スタッフが PPE を付けたまま作業をしていないか，していた場合にはいつ装着したもので，処置ごとに確実に取り替えているかを確認するようにしましょう．

　同時に，PPE をこまめに取り換えることができるように，複数個所に交換用の PPE を設置しているか，また感染性廃棄物のごみ捨て場を要所に設置しているかも確認しましょう（**図1**）．

ⓑ 透析室の環境整備は，次亜塩素酸などの塩素系消毒薬で行う

　医療機関の一般的な環境整備は，第四級アンモニウム製剤やアルコール

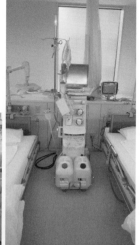

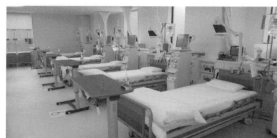

図2　整頓された透析室

製剤で実施するのが一般的です．一方で，透析室では，目視で確認できる明らかな血液汚染や認識しうる針刺し事故がなくとも，HBV などの血液媒介性病原体が伝播するリスクが指摘されています．そのため，日常的な環境整備から，これらの血液媒介性病原体に対し使用する**次亜塩素酸などの塩素系消毒薬での環境整備を行う必要がある**とされています．

ⓒ 狭いからこそ，整理整頓が大切

透析室はもともと狭い空間で処置を実施する必要がある上，透析機器や薬品など必須となる物品が多く，加えて，外来から患者が来院する場合には患者が持参する荷物も多く，それを透析用ベッド周辺にしまわなければならないなど，ベッド周辺の環境が煩雑になりがちです．

感染対策の基本が整理整頓にあることは繰り返し述べていますが，ここでも可能な限り物品を整理し，清掃や消毒がしやすく，清潔と不潔が混在しない環境整備を行うことが大切です（**図2，図3**）．常に整理整頓をしておきましょう．

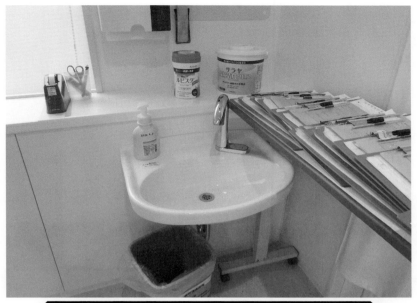

図3 透析室の汚染リスクの例

水回りと透析記録板が近接してしまい，水回りの微生物による汚染リスクがあります．水回りには物品が近づかないようにするルールを考えます．

必ず押さえておくべきエビデンス

● 日本透析医会：透析施設における標準的な透析操作と感染予防に関するガイドライン（五訂版），2020年 <http://www.touseki-ikai.or.jp/htm/05_publish/doc_m_and_g/20200430_infection%20control_guideline.pdf>（2022年6月閲覧）

　透析医療を行う上で必要な感染予防策が，理論と現実を踏まえてプラクティカルに構成されています．一読の価値ありです．

こんな事例がありました

　透析室に勤務する全員で感染予防策をやらなければなりませんが，ICT ラウンドで一部のスタッフの手指衛生が抜けていることが観察されたことがありました．

　透析医療には，医師，看護師だけでなく臨床工学技士も濃厚に関わります．直接の患者への接触は少ないのですが，手指衛生や感染予防策の理解が必須といえます．特に透析回路は極めて清潔度が高いものですので，透析セッティングをする際は，手指消毒の励行は必須といえます．

現場でよく聞かれる Q&A

Q　透析後の廃液は下水に流していいのでしょうか？

A　条件つきですが，感染性廃棄物の視点からは透析液を公共下水道に流すことが可能です

　公共下水道に排水する場合，水素イオン濃度（pH）が 5 を超え 9 未満，温度が 45℃ 未満の条件を満たす必要があるとされています．このために中和処理装置などの設備の設置が必要です．

Q　透析室が狭く，ベッドの間隔が近くなってしまいます．カーテンなどで仕切れば問題ないでしょうか？

A　PPE の着用などの注意が必要ですが，カーテンなどで仕切っても構いません

　可能な限りベッドの間隔を空けることが大切ですが，飛沫感染を起こす病原体への感染が疑われる場合には，患者にマスクを着用してもらい，カーテンで仕切りを行う選択肢もあります．カーテンで仕切れば全く問題ないわけではありませんので，患者やスタッフにそれぞれ疑われる病原体に対するPPEの着用をお願いすることも忘れないようにしましょう．

> 結核など陰圧管理が望ましい患者の透析はどうすればいいでしょうか？

陰圧管理が難しい場合は，他施設への転送や簡易陰圧装置の使用，マスク着用などを検討しましょう

　結核や帯状疱疹などの疾患では陰圧空間での透析が必要ですが，多くの医療施設ではこれを実施することは困難です．専門設備がある医療施設への転送や，簡易陰圧装置を使用した透析も選択肢です．またどうしようもない場合には，患者に医療用マスクを着用してもらうことで飛沫核のもとになる気道分泌物の飛散が抑えられるため，患者にマスク着用を依頼すること，帯状疱疹などの水疱形成部にガーゼ保護を実施することで滲出液が排出されないようにすることも，リスク低減にはなります．

文　献

1) Humphries RM, et al: Duodenoscope-related outbreak of a carbapenem-resistant Klebsiella pneumoniae identified using advanced molecular diagnostics. Clin Infect Dis **65**: 1159-1166, 2017
2) Epstein L, et al: New Delhi metallo-β-lactamase-producing carbapenem-resistant Escherichia coli associated with exposure to duodenoscopes. JAMA **312**: 1447-1455, 2014
3) Aumeran C, et al: Multidrug-resistant Klebsiella pneumoniae outbreak after endoscopic retrograde cholangiopancreatography. Endoscopy **42**: 895-899, 2010

4）Tian H, et al: The Effectiveness of drying on residual droplets, microorganisms, and biofilms in gastrointestinal endoscope reprocessing: a Systematic Review. Gastroenterol Res Pract **2021**: 6615357, 2021

5）日本環境感染学会：消化器内視鏡の感染対策に関する マルチソサエティ実践ガイド（改訂版），2013 <http://www.kankyokansen.org/other/syoukaki_guide.pdf>（2022 年 6 月閲覧）

4 基本的なサーベイランスをやろう

●最重要の checkpoint

　基礎的なデータから始めて，まずは分析し，対策を考えるサイクルを回してみる

サーベイランス

手指消毒薬の使用量
手指衛生回数
薬剤耐性菌の検出数（率）
血液培養の提出本数
　　　　　：

これらを経時的・継続的にデータで観察すること

効果的な
feedback 方法を
考えよう

まずは基本的なパラメーターから
これを分析して次の action につなげる

●いつまでにやるか　すこし落ち着いてから
●優先度　★★
●どこに相談すればわかるか
薬剤部などでデータを抽出してもらう（第1章の1〜4 参照）

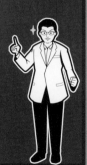

　感染対策に必要なサーベイランスは，手術部位感染（SSI）やカテーテル関連血流感染（CRBSI）などの医療器具関連サーベイランスだけでなく，手指消毒薬の使用量や手指衛生回数，薬剤耐性菌の数などを経時的・継続的にまとめ，分析することも含まれます．取り掛かりやすい基本的なサーベイランスを実施し，効果的に分析，フィードバックすることから始めましょう．

なぜこの対策が必要なのか

　ここでいう基本的なサーベイランスとは，手指消毒薬の使用量など種々の感染対策のパラメーター（第Ⅰ章の1〜4で得られたようなデータ）を**経時的・継続的に観察すること**です．何をもって感染対策における「基本的な」サーベイランスとするかの定義は様々ですが，第Ⅰ章で扱ったような①手指消毒薬の使用量，②薬剤耐性菌の検出数・検出率，③抗菌薬の使用量，④血液培養の提出本数に関するサーベイランスはその代表例であり，また有事の際にもこれらのデータは対策の不備の程度や，その後の改善活動の指標となります．

　サーベイランスというと，次の項目で扱う医療関連感染サーベイランスを想定しがちですが，実際には，それよりも前に行う基本的なサーベイランスである基礎的なデータの整理だけでも，院内で何が起きているのか，感染対策を進める上で何が問題なのかがわかります．

対応のポイント

　次ページに挙げたような項目の**サーベイランスをまずやってみて，現場から得られたデータを分析し，対策を考えるサイクルを回してみる**のが第一歩です．実際にはこれらを行うだけでも相当な情報量を処理し，何が起きているかを考え，それをわかりやすく表現し，対策を立案し実行しなければなりません．データを集めて「効果的に現場にフィードバック」し，それが経時的に良い方向に変化する，という作業は，やってみると実は極

医療関連感染サーベイランスよりも
前にやる！

基本的なサーベイランス

・手指衛生のサーベイランス（払い出し量ベース，5つの場面（第III-1参照）ごとのオーディットなど）
・薬剤耐性菌のサーベイランス（検出数・率）
・血液培養のサーベイランス（提出本数，2セット率，陽性率）
・広域抗菌薬のサーベイランス（使用件数，使用量）

めて難しいものです．

いかに簡単に負担が少なくデータを収集できるか，そしてそれを分析して結果をわかりやすく提示できるか，キーパーソンにどのように働きかけるか，コミュニケーション能力を含めた種々の能力や専門知識が必要となります．

そのため，この基本的データでサーベイランスを真剣に行ってみることをお勧めします．これらを行わず，他のサーベイランスに手を出しても，実際にはデータ集めに手いっぱいで，やっただけのサーベイランスになりかねませんので注意しましょう．

ⓐ まずは単純な集計から始める

これらのサーベイランスは，まずは単純に毎月の量を集計するところからスタートです．他施設と比較するには，1,000 patient-days などで補正したデータが必要となりますが，施設内の推移をみるためであれば，必ずしも補正は必須ではありません．データさえとってしまえば，あとで他のデータと突き合わせて標準化することは大変な作業ではありません．

Column　感染管理担当者に必要な能力

　医療現場で働くスタッフには，実際に手や体を動かし，適切・確実・効率的に仕事をすることが求められます．では，感染管理担当者に必要な能力はなんでしょうか．

　感染対策の担当者には，オペレーションよりも，むしろマネジメント能力が問われます．何か問題が起きたときに，自分で手を動かして対策を実行するだけでなく，何が起きているのかを「俯瞰」し，意図的にオペレーションを他のスタッフに任せて自分は司令塔になることが求められるのです．

　これには，もちろん感染対策に関する専門的知識も必要ですが，周囲のスタッフに信頼される人柄やコミュニケーション能力も必要とされます．下記のように，理想を突き詰めてみると，結構大変です．

・コミュニケーション能力：他科のスタッフや部門責任者とのコミュニケーションは必須です
・リーダーシップ：方針の決定や他のスタッフに指示をするために必須です
・専門知識：信頼される専門家の基本はその専門知識の量です
・理論的な思考と言葉遣い：相手が理解しやすいデータや結果の提示には理論的思考が基礎になります．これができれば相手が理解しやすい言葉で説明することが可能になります
・情報処理，データ分析能力：データから何が考えられるかの分析力がすべてのスタートです．そしてこのデータをどう見せるかのセンスは欠かせません
・プレゼンテーション能力：短い持ち時間でも周囲を引きつける声量や速度，強弱の使い方，人前でも物おじせず発表できることが大切です
・笑顔：何よりも大切かもしれません

　これらをすべて兼ね備えてこそ，良い感染対策のコマンダーになることができます．

　しかし，実際には得意・不得意が人それぞれあるのが当然ですので，これらの能力が求められていることを意識して取り組んでみましょう．そうすればきっと，どの能力も徐々に成長させることができます．

5 医療関連感染サーベイランス をやろう

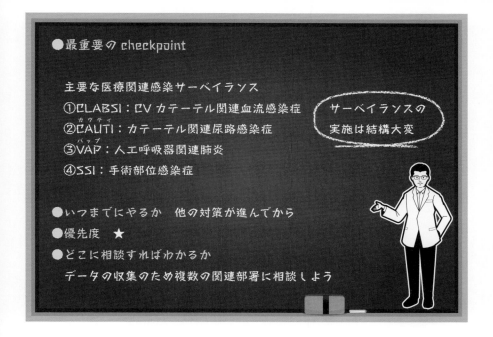

●最重要の checkpoint

主要な医療関連感染サーベイランス
①CLABSI：CVカテーテル関連血流感染症
②CAUTI：カテーテル関連尿路感染症
③VAP：人工呼吸器関連肺炎
④SSI：手術部位感染症

サーベイランスの
実施は結構大変

●いつまでにやるか　他の対策が進んでから
●優先度　★
●どこに相談すればわかるか
データの収集のため複数の関連部署に相談しよう

　基本的なサーベイランスができるようになったら，次は医療関連感染サーベイランス（デバイス関連サーベイランス）にトライしましょう．

　デバイス関連サーベイランスは，①中心静脈（CV）カテーテル関連血流感染症（central line associated bloodstream infection：CLABSI），②カテーテル関連尿路感染症（catheter associated urinary tract infection：CAUTI），③人工呼吸器関連肺炎（ventilator associated pneumonia：VAP）に関するサーベイランスなどが該当します．医療現場では，これに④手術部位感染症（surgical site infection：SSI）サーベイランスを加えた4つが主要な医療関連感染サーベイランスとして行われていますが，

やはり実施するための労力は大きく，実際には① CLABSI, ④ SSI は実施している施設が多く，② CAUTI, ③ VAP は実施率が低いのが現状です．

なぜこの対策が必要なのか

医療器具に関連する感染症は，医療を受けなければ患者が被害を被る必要のない感染症と言えます．そのため可能な限りゼロになるように対策を取る必要がありますが，どれくらいその感染症が発生しているかの把握や，原因の分析には，サーベイランスが必要となります．

どこに相談すればわかるか

関連する複数部署からデータを集める必要があります．微生物検査データや医事課データ，そしてカルテから臨床症状のデータ，これらを突き合わせて確認します．施設によっては感染対策の部門システムが導入されており，そのシステムを確認すれば自動的にデータ集計をしてくれるものがあります．

対応のポイント

冒頭で紹介したように，実施のハードルが高いため，全病院的に実施するのではなく，部門や術式を限定して実施することも選択肢となります．

医療関連感染サーベイランスは，感染例の拾い上げに加えて，非感染例も含めてその器具を使用していた人や使用期間をすべて調査しなければなりません．この情報収集に大きな労力が必要となりますが，確実な実施ができれば，改善活動への大きな原動力となります．

また，これらのサーベイランスは全国規模のデータが存在するため，他施設との比較が可能となるのも大きなメリットです．

$$CLABSI\ 感染率 = \frac{CLABSI\ 発生数}{延べ中心ライン使用日数} \times 1,000$$

全症例の留置期間を
全て足す

$$CAUTI\ 感染率 = \frac{CAUTI\ 発生数}{延べ尿道カテーテル留置日数} \times 1,000$$

$$VAP\ 感染率 = \frac{VAP\ 発生数}{延べ人工呼吸管理日数} \times 1,000$$

$$SSI\ 感染率 = \frac{SSI\ 発生数}{対象の術式件数}$$

図1　主なサーベイランスデータの算出法

ⓐ　医療関連感染サーベイランスの進め方

1）詳細な器具の使用記録が必要

　CLABSI, CAUTI, VAP については，特定の医療器具を使うため，分母はその器具の延べ使用日数となり，感染者数（発生数）が分子となります（図1）．つまり，複数の患者がその器具を使用していれば，それぞれの患者が器具を使用したトータルの日数を集計し，その日数をすべて足し合わせた「延べ」使用日数を計算する必要があります．

　これを計算するためには，各器具のすべての使用記録が残っている必要があり，しかも「いつ使用を開始」し，「いつ使用を終了」したか，の詳細な情報が求められます．これがデバイス関連サーベイランスを難しくしている要因で，実際には，その記録は曖昧になりがちです．例えば，尿道

カテーテルをいつ留置して，いつ抜去したか，全例の記録をカルテに残しているでしょうか．実際にはなかなか難しいのが現実です．このため，対象を限定して行うのも選択肢の一つとなるのです．より正確に行うのであれば，カルテにその情報を記載するルールやシステムの改良，感染対策用の部門システムとして感染情報システムを導入することも選択肢です．

　一方，SSI では医療機器の使用日数は関連せず，対象となる術式で手術を行った症例数が分母となり，感染者数が分子となります．

2）感染の認定は根拠を統一する

　もう一つ，これらのサーベイランスの際に問題となるのが，感染者数の算出の仕方です．これが判定者によって異なってしまうと実際の数字と結果が違ってしまう恐れがあるため，感染者として認定する場合の根拠をしっかり統一しておく必要があります．実際，それぞれのデバイスにおける全国サーベイランスでは，必ず感染の認定の根拠が明示されています．

こんな事例がありました

　東京医科大学病院のある部門・ある時期の CLABSI サーベイランスデータを例示します（**図2**）．長期的にみると緩徐に減少傾向にありますが，短期的にそれぞれのデータを切り取ると上昇している時期もあります．全体のトレンドをつかむことが大切なのがサーベイランスですが，ある程度の期間のデータがないと全体のトレンドがつかめません．短期的なデータで現場への介入をすると空回りしてしまうかもしれないので，注意が必要です．

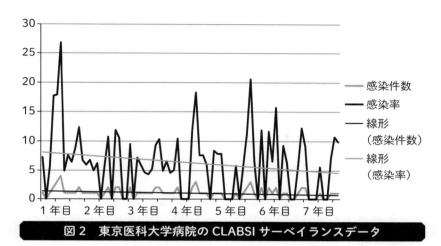

図2　東京医科大学病院の CLABSI サーベイランスデータ

現場でよく聞かれる Q&A

 感染者の判断は誰がするのですか？

誰が行ってもいいのですが，看護師が判断できるように基準を明確にすることが大切です．それにより看護師も，感染対策の専門の看護師でなく，病棟の看護師が実施することも可能ですし，それができるような組織作りが大切です

Q 判定基準は何を用いるのがよいですか？

A 判断基準として最も用いられているのが，全米医療安全ネットワーク（National Healthcare Safety Network：NHSN）のものです．本邦の全国サーベイランスはどれもこの基準を使用しています

Q 感染率を出したら，高いのか・低いのかを何で比較するのですか？

A 全国サーベイランスを使用し，自施設が他の施設と比較して高いのか・低いのかを確認することで，対策の強弱がつけやすくなります．また他施設との比較だけでなく，自施設内でトレンドを確認することも有用です．自施設のベースラインを把握すれば，急増した際にそれが急増であることが認識可能となります

Column　医療関連感染症のコスト

医療関連感染症は，じつは多くの経済的コストを発生させます（図3）．感染症ごと・症例ごとにその推定されるコストは異なりますが，安く見積もっても1症例あたり数十万円，多いと数百万円と考えられています[1〜9]．感染対策を実施する根拠としたいデータの一つです．

MRSA　80〜185 万円

CDI　64〜252 万円

CAUTI　8〜226 万円

CLABSI/CV-CRBSI　73〜690 万円

VAP　218〜726 万円

SSI　59〜382 万円

高い!!
1 件 100 万単位

図 3　医療関連感染症のコスト

文　献

1) Cosgrove SE, et al: The impact of methicillin resistance in Staphylococcus aureus bacteremia on patient outcomes: mortality, length of stay, and hospital charges. Infect Control Hosp Epidemiol **26**: 166-174, 2005

2) Reed SD, et al: Costs and outcomes among hemodialysis-dependent patients with methicillin-resistant or methicillin-susceptible Staphylococcus aureus bacteremia. Infect Control Hosp Epidemiol **26**: 175-183, 2005

3) Chowers M, et al: Cost analysis of an intervention to prevent methicillin-resistant Staphylococcus aureus (MRSA) transmission. PLoS One **10**: e0138999, 2015

4) Zimlichman E, et al: Health care-associated infections: a meta-analysis of costs and financial impact on the US health care system. JAMA Intern Med **173**: 2039-2046, 2013

5) Nakamura I, et al: The additional costs of catheter-related bloodstream infections in intensive care units. Am J Infect Control **43**: 1046-1049, 2015

6) Nanao T, et al: Additional medical costs associated with ventilator-associated pneumonia in an intensive care unit in Japan. Am J Infect Control **49**: 340-344, 2021

7) Kashimura N, et al: Impact of surgical site infection after colorectal surgery on hospital stay and medical expenditure in Japan. Surg Today **42**: 639-645, 2012

8) Kusachi S, et al: Length of stay and cost for surgical site infection after ab-

dominal and cardiac surgery in Japanese hospitals: multi-center surveillance. Surg Infect（Larchmt）**13**: 257-265, 2012

9）森兼啓太ほか：末梢挿入型中心静脈カテーテルと従来の中心静脈カテーテルの多面的比較．日環境感染会誌 **24**：325-331，2009

Column　内視鏡による微生物伝播

　内視鏡には消化器内視鏡，気管支鏡，耳鼻咽喉科ファイバーなどがあり，それぞれ構造が複雑です．これらの内視鏡による微生物伝播は以前から指摘されてきましたが，実際には想定されていた以上に深刻であり，特に消化器内視鏡は薬剤耐性菌伝播に大きく関連することがわかってきています．例えばカルバペネム耐性腸内細菌目細菌（CRE）が ERCP（内視鏡的逆行性胆道・膵管造影）用の内視鏡で伝播したことが報告されていますし[1,2]，消化器内視鏡で ESBL 産生腸内細菌の伝播も報告されています[3]．

　内視鏡は，生体物質などの汚れをしっかり落とすのが難しく，消毒を行っても消毒不良が起きやすい機器です．専用のブラシなどで行う一次洗浄を慣れた人が実施し，さらにメーカー推奨の洗浄消毒器で確実に滅菌処理する必要があります．また乾燥もとても大切ですが，その構造の複雑さから乾燥が不十分になりやすく，微生物の増殖の温床になることも指摘されています[4]．

　一方で，この洗浄消毒用の消毒薬は人体に有害で，気化すると空気より重いため，処理を行う部屋には専用の換気ダクトが必要とも言われています．専用の換気ダクトがない施設では，洗浄するスタッフの健康のために，換気をこまめに行う必要があります．

　内視鏡は，イメージ以上に感染リスクの高い機器であると言えます．近年，定期的な培養検査を実施することが推奨されています．未実施の施設では実施を検討してみてはどうでしょうか[5]．

第III章

現場の課題をどう解決するか
（標準編）

　基礎的な知識が理解でき，まず実施すべき感染対策に取り掛かることができたら，現場で起きている様々な問題に臨機応変に対応する実践が待っています．この章では，実際に起きている問題点をどう解決するか実践的に考えてみましょう．

1 手指消毒薬の使用量を 増やしたいとき

● 最重要の checkpoint

やっぱり教育，そのためのフィードバックを徹底的に行う

・手指衛生……COVID-19にも，耐性菌にも，ノロウイルスにも，
　手術部位感染（SSI）にも，カテーテル関連血流感染（CRBSI）にも
　全部大切
　　　　　　　　　　　　　　　　　　　　　　　　　　　　　　教育
・フィードバックを徹底的に
　　　└── 量，質，部門別
・手指衛生しやすいハードを整えるのも有効
　　　└── 病室の出入り口，オートディスペンサー，個人持ちなど

● いつまでにやるか　手指消毒薬の使用量のデータがそろえば早急に
● 優先度　★★★
● どこに相談すればわかるか
　薬剤部でデータを抽出してもらう（☞第1章-1「手指衛
　生に使用している製剤の量を計算しよう」参照）
● 主な対象　末端スタッフを含め全員にフィードバックを
　行う

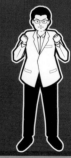

　手指消毒薬の使用量を確認した後に，どのように使用量を増やすか，が
問題となります．

まずはできることから一歩ずつですが，重要なのはフィードバックです．データは持っているだけでは効果がありません．まずはそのデータをオープンにすることから始めましょう．

なぜこの対策が必要なのか

ⓐ 使用量をフィードバックする

手指消毒薬の使用量を集計したら，次は使用量をしっかり増やすため，それを十分に現場にフィードバックすることが大切です．このフィードバックの方法を確認したときに，よく「看護師には師長会で報告しています」というような答えを聞きますが，**実はこれでは不十分で，医師や薬剤師，事務を含めた職員全員に広く目につく場所や会議で報告することで，使用量は明確に上昇**します．

またそのフィードバックは，責任者への通知と現場で働くオペレーションスタッフ（実務スタッフ）への通知の両方を行うことが大切です．責任者には通知していても，それが現場の末端まで情報共有がされていないことが多く見受けられます．施設ごとにその伝達方法が異なるとは思いますが，ICT の担当者には，伝達方法の開拓も含めて色々なことにチャレンジすることが求められるかもしれません．

ⓑ 他部署との比較データを出すメリットとデメリット

また，フィードバックのときに，他部署と比較されたデータを出すのをためらうことがあるかもしれませんが，できれば出すことをお勧めします．

他部署との比較を開示することで，自部署の状況がわかりやすくなりますし，また競争意識も出ます．一方で注意点として，下位の部署は劣等感を感じることがありますが，これもやはり全部署の比較データを開示することのメリットの方が上回ると思われます．

それぞれの施設の状況によって異なると思いますが，多くの場合，開示してしまった方が対策は良い方向に向かうでしょう．

対応のポイント

ⓐ 使用量の目標値を設定しよう

　手指消毒薬などの使用量を増やしたい場合，「使用量を増やしましょう」というメッセージに加えて，各部署の目標値を設定するのが効果的です．

　目標とする数字は施設の機能や，病棟の特徴によって異なります．例えば病棟であれば，スタッフが1日に1人の患者を何回訪室するかによって，少なくともその2倍（1回の訪問につき，患者接触前と患者接触後の2回）を目標値にするとよいでしょう．

　東京医科大学病院では，目標となる手指衛生回数を一般病棟は1日30回，集中治療部門は1日100回としています．そして，各部門の数字を一覧にした上で，目標値を超えているかいないかで「注意レベル」「危険レベル」などの警告をつけてフィードバックしています（図1）．

　COVID-19やインフルエンザなど，流行度合いや季節により注意すべき感染症や求められる対策が異なりますので，それをメッセージとしてつけることも選択肢となります．

　また，目標を設定することで，各部署でも取り組みの声掛けがしやすくなります．「今はまだ1日○回だけれど，目標まであと一息」かもしれませんし，目標値を超えれば達成感もあります．

ⓑ 手指消毒薬を使いやすい場所に設置しよう

　なかなか手指消毒薬の使用量が増えない現場の特徴として，必要とされる場所に手指消毒薬が設置されていない，ということが思った以上に多く見受けられます．例えば，少なくとも各病室や汚物処理室などの出入り口には設置する必要がありますし（図2-A，B），病室内でも接触や処置が多い場合には設置する必要があります．

　また，設置の方法としてオートディスペンサータイプにするのも実は効果的です（図2-C）．スタッフや患者自身がプッシュして使用するよりも，

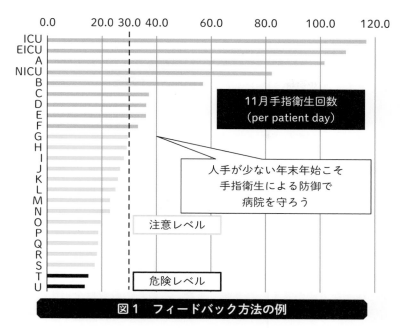

図1　フィードバック方法の例

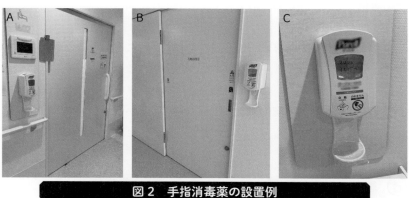

図2　手指消毒薬の設置例

病室（A）だけでなく汚物処理室などの手が汚染されうる場所の出入り口（B）にも手指消毒薬（写真はオートディスペンサータイプ：C）を設置する．

手をかざすと自動的に手指消毒薬が出るシステムの方が簡便で使用のきっかけになりますし，最適な使用量が自動的に出てくるため，手指消毒薬の

量が少なく不十分な手指衛生になる，ということも回避できます．

　また，各スタッフが手指消毒薬をポシェットなどで個人携帯するのも選択肢となります．個人持ちをすれば，色々な場所に手指消毒薬を設置していなくとも，歩きながらなどふとした瞬間に使用することが可能となります．

ⓒ　とにかく必要な場面を教育しよう

　世界保健機関（WHO）は，①患者接触前，②清潔操作前，③体液曝露後，④患者接触後，⑤患者周辺環境接触後の5つの場面で手指衛生が必要としています．これは本邦でも広く使用されている推奨場面ですので，この5つの場面での手指衛生を徹底的に職員に教育することが求められます．

　教育方法は，講義による集合研修，マネキンを使用した実習やシミュレーション教育，現場で直接必要な場面を知らせるシャドーイングやキュー出しなど様々な方法が考えられます．また，これらの教育は全年代に必要ですので，新人のオリエンテーションで実施しただけでは知識や意識がどんどん劣化してしまうため，不十分です．全年代に向け，繰り返しの教育を行うことが大切です．

　また，感染対策の指導側にスタッフを巻き込むことも大きな効果があります．つまり，教育によって対象者を，指導される側ではなく，指導する側にしてしまうのです．例えば，感染リンクドクターやリンクナースに実際にスタッフの研修の講師になってもらう，あるいは現場でのシャドーイングの本人役になってもらうなどの場面を作ることで，現場主体での教育が可能となります．

ⓓ　患者の目線を入れる

　患者側が医療者をチェックできるようにすることも，手指衛生の向上プログラムに活用できます．患者誤認を避けるために患者に名前を名乗ってもらうように，患者がもし医療者に「先生，いま消毒しましたか？」などと聞いたら，医療者は手指衛生を積極的に実施するのではないでしょうか．

　東京医科大学病院では，**図3**のような形で患者目線の手指衛生の指摘

医師と看護師の手指消毒に関するアンケート　　階　病棟

より良い入院環境作りのため，医師と看護師の手指消毒に関して，

入院患者様にアンケートのご協力をお願いしています．

ご記入いただいた内容をもとに，更なる手指消毒実施に努めてまいります．

何卒宜しくお願い致します．

実施月：2022 年　　月

1. 医師の手指消毒について

	診察前			診察後		
1 人目	□した	□しなかった	□不明	□した	□しなかった	□不明
2 人目	□した	□しなかった	□不明	□した	□しなかった	□不明
3 人目	□した	□しなかった	□不明	□した	□しなかった	□不明
4 人目	□した	□しなかった	□不明	□した	□しなかった	□不明

2. 看護師の手指消毒について

	訪室（対応）前			訪室（対応）後		
1 人目	□した	□しなかった	□不明	□した	□しなかった	□不明
2 人目	□した	□しなかった	□不明	□した	□しなかった	□不明
3 人目	□した	□しなかった	□不明	□した	□しなかった	□不明
4 人目	□した	□しなかった	□不明	□した	□しなかった	□不明

3. その他，お気づきになった点をご記載ください

図 3　医師と看護師の手指消毒に関するアンケート例

を採用するようにしています．

必ず押さえておくべきエビデンス

● WHO guidelines on hand hygiene in health care, 2009 <https://www.who.int/publications/i/item/9789241597906>（2022 年 6 月閲覧）

手指衛生に関する WHO のガイドラインです.

● Pittet D, et al: Effectiveness of a hospital-wide programme to improve com-
pliance with hand hygiene. Infection Control Programme. Lancet **356**: 1307-
1312, 2000

手指衛生の啓発用ポスターの使用，個人持ちのアルコール製剤の配布，
管理者を含む全職員へのデータのフィードバックなどの複数の対策を実行
することによる，手指衛生向上に関する報告です.

こんな事例がありました

ⓐ 感染対策のシミュレーション教育（Infection Control Training Course：ICTC)[1]

　東京医科大学病院では，感染対策のシナリオを使用したシミュレーショ
ン教育を実践しています．①手指衛生編と，②個人防護具編として，それ
ぞれ1時間のコースで，設定された症例を医師・看護師などの参加者同士
が考え，実際にどこで手指衛生をするのがよいのか，どの個人防護具を使
用したらよいのかを考えながらシミュレーションするコースです．コース
の継続開催と他の感染対策の啓発は同時進行しているため，一概にコース
での教育だけが関連しているとは言えないのですが，コースの参加率の向
上と手指衛生回数には相関がみられました（**図4**）.
　こうしたコースが,感染対策の専門スタッフや他部署・他職種とのコミュ
ニケーションのきっかけになるかもしれません.

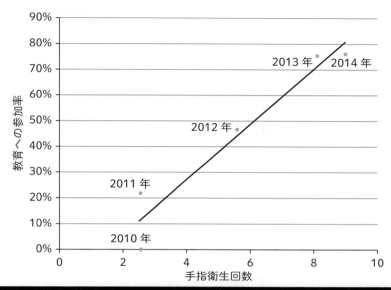

図4 感染対策のシミュレーション教育への参加率と院内の手指衛生回数の関係

［文献1より作成］

現場でよく聞かれる Q&A

 手術室，外来，救急外来での目標値の目安はありますか？

検討課題ではありますが，外来では延べ受診患者数で標準化するなどケースに応じて設定するとよいでしょう

　患者数や手術件数などにより使用量が変化しますが，病棟など延べ入院患者数で標準化できる部門に比較すると，望ましい目標値は不明確です．また，これらの部門でも手指衛生の実施は重要ですが，実際に薬剤耐性菌が伝播する場面は多いとは言えません．今後の検討課題です．なお参考ま

でに，東京医科大学病院では，外来部門については延べ受診患者数で標準化し，一人の外来患者あたり職員が何回手指衛生を実施したかの値を外来の手指衛生指数として計算し，フィードバックしています．

 医師への働きかけの場が難しいのですが，効果的な方法はありますか？

 確実にフィードバックされるよう，会議での報告やニュースレターなど複数の方法を併用すると効果的です

　感染対策に関連するデータを医師にフィードバックすることが大切です．やっているつもりでも医師に情報が到達していないことがほとんどです．実は医師も評価されることに敏感に反応します．立場の違いによりフィードバックする会議に参加していない場合も考えられますので，病院長や医師を束ねる立場にある方に相談して，その方々から改めて別の会議で報告してもらうと効果的です．また，会議だけでなくニュースレターなどを配布する，メールや院内情報システムなどで共有するなど，複数の方法でデータのフィードバックをすると効果的です．

 アルコールによる手荒れのため消毒薬使用を拒まれる場合，どのような対策がありますか？

 皮膚科などで手荒れの評価を行い，その結果に従って非アルコール性製剤を導入するなどの対応を行います

　まずは手荒れの客観的な評価が必要なため，可能であれば皮膚科への受診を勧めます．これにより，アルコールによる手荒れなのかどうか，また手荒れの程度が判断可能となります．アルコールによるアレルギーがある

場合には，非アルコール性の製剤の導入が必要になりますが，実際にはアルコールアレルギーはまれです．また，アルコールの手指衛生に関した手荒れの申告のうち，保湿不足が含まれることもあります．アルコールでの手指衛生に加えて，ハンドクリームによる皮膚のケア指導も同時に行うことが大切です．

　アルコール製剤については，同じアルコール成分でも製品が異なると手荒れが減ることも経験しています．2〜3種類のアルコール製剤を導入することが大切です．

Q ある程度 ICT で介入しても，どうしても使用量が伸び悩みますが，そんなときはどんな介入方法をしていますか？

とにかく，結果のフィードバックが大切です．データをわかりやすく提示し，タイムリーに報告できるようにするだけで，使用量は格段に増加します

　このフィードバックは多くの施設で不足しています．また，先述の通り，患者の目線を入れることも選択肢となります．やはり，患者アンケートに「○○先生は手指衛生をしてくれなかった」などと書いてあれば，該当スタッフは意識が変化します．また，患者に「我々は手指衛生を励行します」といった宣言をするのもよいかもしれません（**図5**）．

文　献

1) Nakamura I, et al: Scenario-based simulation health care education for performance of hand hygiene. Am J Infect Control 47: 144-148, 2019

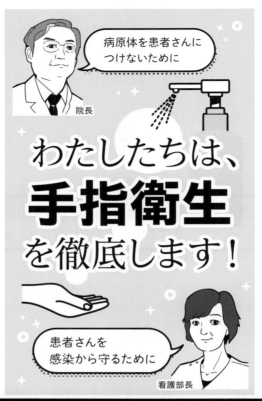

図5　宣言ポスター例

2 薬剤耐性菌の数を減らしたいとき

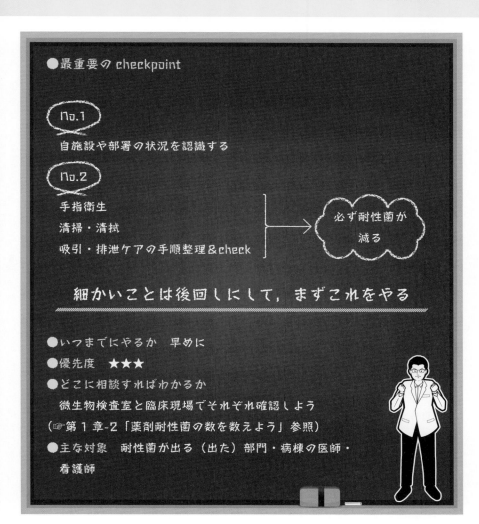

●最重要の checkpoint

No.1
自施設や部署の状況を認識する

No.2
手指衛生
清掃・清拭
吸引・排泄ケアの手順整理&check

→ 必ず耐性菌が減る

細かいことは後回しにして，まずこれをやる

●いつまでにやるか　早めに
●優先度　★★★
●どこに相談すればわかるか
　微生物検査室と臨床現場でそれぞれ確認しよう
　(☞第1章-2「薬剤耐性菌の数を数えよう」参照)
●主な対象　耐性菌が出る（出た）部門・病棟の医師・
　看護師

　薬剤耐性菌の数を把握したら，それと同時にその数を減らさなければならないことに気づくと思います．では，どうしたら薬剤耐性菌は減るのでしょうか．**キーポイントは「自部署の状況を知ること」と「基本となる標準予防策の質」です**．

なぜこの対策が必要なのか

　薬剤耐性菌が検出された患者のすべてがその薬剤耐性菌による感染症を発症するわけではありませんが，もし薬剤耐性菌による感染症を発症した場合には予後が悪いことがわかっています．また，薬剤耐性菌が検出された症例は隔離予防策が実施されますが，これは患者自身の受け止めや医療経営上の効率にも悪い影響が出ます（☞序章-7「薬剤耐性菌の何が問題なのか？」参照）．

　このため，薬剤耐性菌検出数を早く減少させる必要があるのです．

対応のポイント

ⓐ 薬剤耐性菌の検出数をフィードバックしよう

　薬剤耐性菌の対策においても，まずは検出数を現場にフィードバックするのが大切です（☞第I章-2「薬剤耐性菌の数を数えよう」参照）．何よりも，現場が自部署の状況を知ることが行動を変えるきっかけになります．薬剤耐性菌の検出状況を部門・病棟ごとにフィードバックすることで，それ自体が注意喚起となり，感染対策の強化の意識づけが可能となります．第I章-2で紹介した主要な薬剤耐性菌［メチシリン耐性黄色ブドウ球菌（MRSA），基質拡張型 β-ラクタマーゼ（ESBL）産生菌，クロストリジオイデス・ディフィシル（CD）など］は検出の有無にかかわらず定期的に，それ以外については対象となる菌が検出されたときに，ICT担当者の判断で頻度を決めて適宜フィードバックするのが一案となります．

　実際のフィードバックの方法としては，検出時にその都度行うフィードバックと，月ごとなど一定期間ごとにデータをまとめて行うフィードバックの2つの方法があり，両者ともに実施すると効果的です．また，この情報を看護師だけでなく，耐性菌が出た診療科の医師にも定期的にフィードバックすることで，より効果的な対策となります．

ⓑ 手指衛生を向上する

　まず第Ⅲ章-1「手指消毒薬の使用量を増やしたいとき」で解説した手指消毒薬の使用量を増加させる方策を実施することで，ある程度の薬剤耐性菌伝播を抑制できます．薬剤耐性菌伝播の経路は極めて多岐に渡りますが，医療者の手指を介しての伝播が最も高頻度であり，まずはこれを防止することがその対策の近道となります．

　特に，薬剤耐性菌を全体的に減少させたいときには，**まず手指衛生の強化を実施することが最も効果的**であり，実際に多くの施設でその効果を経験されていると思います．薬剤耐性菌の数を減らしたい場合には，まず手指衛生の強化を中心とする**「標準予防策のレベルを上げる」**ことが大切です．

ⓒ 療養環境の整備をする

　薬剤耐性菌伝播の過程では，患者の周辺環境の汚染が原因となっていることがあります．これは医療者がその環境（病室など）に汚染物質を持ち込む場合と，もともと患者自身から排出される湿性生体物質から汚染される場合がありますが，いったん汚染された周辺環境は医療者の訪室により医療者の手指へ伝わり，さらに他へと伝播が連鎖します．

　耐性菌が多い場合，この療養環境に問題があることが多いのです．このため，患者の周辺環境，特に手すりやテーブル，スイッチ，リモコンなどの高頻度接触部位を定期的に，少なくとも1日1回は清拭することで薬剤耐性菌の総数を減らすことができます．

　また，患者の接触部位だけでなく，医療者が触れることが多いシリンジポンプのスイッチやバイタルサインのタッチパネル・スイッチも，薬剤耐

性菌の伝播の起点になっている事例があります．さらに，現在は一般的となった電子カルテ（PC）も汚染されていることが多く，すべての電子カルテのキーボードやマウスを1日1回など定期的に清拭することも忘れないようにしたい点です（☞ p80 の Q & A 参照）．

　環境整備用の消毒薬は，特殊なものは必要ありません．一般的には，**日常清掃に使用する目的で発売されている清掃製品で効果は十分**であり，次亜塩素酸やアルコール製剤でないと効果が得られないようなことはむしろ例外的です．

ⓓ 気管吸引，排泄ケア，尿道カテーテル管理など基本的な手技・手順を見直す

　薬剤耐性菌は，一般的には感染者の気道分泌物や排泄物（尿や便）に多量に含まれています．もちろん，多発事例の場合にはどれに原因があるのかを詳細に調査し，介入する必要がありますが，**薬剤耐性菌数が全般的に増加しているときには基本的な手技・手順を丸ごと見直してしまうこと**も選択肢になります．これも，薬剤耐性菌の数を減らすキーとなる**「標準予防策のレベルを上げる」**ことの1つに当たります．

　例えば，気管吸引の際にどのタイミングで手指衛生が行われているか，**個人防護具（PPE）は適切に使用されているか，吸引に使用する器具はすべて使い捨てになっているか**など，手順を追って確認すれば，適切な対応が行われていない場合にはすぐにわかり，対策が可能です．

　この確認を，同様に排泄ケアや尿道カテーテル管理に対しても実施します．特に排泄ケアは流れ作業で複数の患者に実施することがあり，洗剤やバケツ，洗浄ボトルなど共有物品の汚染を多数認めることが珍しくありません．この汚染はルール通りのケアができていないため増幅することに起因していることがあります．こうした基本的な手技・手順の改善も，薬剤耐性菌対策としてすぐに取り組みたい対策の一つです．

必ず押さえておくべきエビデンス

○ Rump B, et al: Experiences of carriers of multidrug-resistant organisms: a systematic review. Clin Microbiol Infect **25**: 274-279, 2019

> 多剤耐性菌に対する感染対策を実施された患者側の視点をまとめたもので，患者は特に医療施設内で差別や偏見を感じ，自分自身が置かれた状況や複雑な抗菌薬耐性に対する理解が不十分で，不安を感じているとまとめられています．感染対策担当者が認識すべき視点と言えます．

○ Abad C, et al: Adverse effects of isolation in hospitalised patients: a systematic review. J Hosp Infect **76**: 97-102, 2010

> 薬剤耐性菌に対する隔離が患者の精神状況に悪影響を及ぼすこと，鬱や不安，怒りを患者が自覚していること，医療者が患者との接触時間を短くしようとすること，患者教育がその負の影響を和らげる可能性があることを指摘しています．

現場でよく聞かれる Q&A

> 薬剤耐性菌が検出されている高齢患者の昼の活動や刺激を増やしたいのですが，スタッフステーションのカウンターで昼食を食べさせてもいいでしょうか？

感染対策を実施しながらであれば可能です

薬剤耐性菌が検出されている箇所を被包するなどして体液が排出されないようにします．患者にマスクを着用してもらえれば喀痰などの気道分泌

物も飛散防止が可能ですが，マスクの着用に協力してもらえない，吸引が必要などの場合には難しいと判断しましょう．スタッフステーションに患者を連れてくる場合には，作業の合間に患者に触れる頻度が増加しますので，スタッフは気軽に患者に触れることがないようにして手指衛生の実施を忘れずにしなければなりません．また，意外と忘れがちですが患者にも手指衛生をしてもらいましょう．

Q 薬剤耐性菌が検出されている廃用症候群患者にリハビリテーションを行ったり，病棟内の共有の場所での活動をしたいのですが，よいでしょうか？

感染対策を実施しながらであれば可能です

　病院ごとのルールに従う必要がありますが，**薬剤耐性菌が検出されていることでリハビリテーションができないということはありません**．上記と同様に，周囲へ飛散・排出しうる体液を被包することで，リハビリテーションも実施可能です．リハビリテーションはセラピストが患者を支えるなどの接触が多くなりますので，PPEを着用して実施するとよいでしょう．また，同様に患者にも手指衛生を実施してもらいましょう．

Q どのくらいの期間，薬剤耐性菌が検出されなければ保菌者の解除はされますか？

薬剤耐性菌が体内からどれくらいの期間で消失するかのエビデンスは不足しています

　3〜6ヵ月程度で陰性化することもありますが，抗菌薬の曝露などで再度検出されることも少なくありません．また，基礎疾患によっては年単位

で検出が持続することもあります．薬剤耐性菌検出患者に対しては多くの医療施設で接触予防策を実施していますが，**この予防策を継続すべきか否かは，各施設のルールや標準予防策のレベルも勘案する必要があります**．東京医科大学病院では，有効な抗菌薬が投与されていない状況下で，培養検査で薬剤耐性菌の検出が2回陰性であれば，接触予防策を中止し標準予防策のみの対応としていますが，これはあくまでも参考です．

 感染としては成立していなくても，薬剤耐性菌が検出された場合は抗菌薬を投与した方がよいでしょうか？

基本的に不要で，抗菌薬の投与は感染が成立したときに限定することが大切です

　薬剤耐性菌に対し予防的に抗菌薬投与を実施することは例外的で，手術を控えた患者の周術期の予防的抗菌薬投与がその例となります．耐性菌が検出されたとき，それが保菌状態であると判断されたら，次に何かが起こったときにすぐに抗菌薬の投与が開始できるようにスタンバイしておくのがよいと考えられます．

3 抗菌薬適正使用の推進活動を したいとき

●最重要の checkpoint

やはり教育．なぜその抗菌薬なのかを定期的に ディスカッションすると効果的

・正しい知識が何に対しても key
・特に研修医・若手医師に教える
・抗菌薬は使う量が増加すれば，耐性菌が増加
・投与量と回数はまず教えよう
・key は「寄り添い型」の抗菌薬適正使用の活動

●いつまでにやるか　早めに
●優先度　★★
●どこに相談すればわかるか
　薬剤部と医事課でデータを抽出してもらう
●主な対象　抗菌薬を処方する医師（特に研修医・若手 医師）

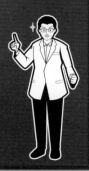

　抗菌薬適正使用の推進活動は，感染対策チームの大きな命題の一つであり，多数のガイドラインやエビデンスがあります．まず，自施設で実施しやすい対策から取り組む必要がありますが，土台となる明確なデータ提示

と良好なコミュニケーションが大切です.

なぜこの対策が必要なのか

　抗菌薬は使用したら使用しただけ，薬剤耐性菌のリスクになることは前述の通りです（☞第Ⅰ章-3「抗菌薬の使用量を確認しよう」参照）．現在，抗菌薬の適正使用活動は全世界で取り組まれており，これも ICT の重要な役割の一つです．数少ない抗菌薬を将来も使用し続けるためには，この対策が必要となります.

　その根幹となるのは，①不要な症例に不要な抗菌薬を投与しない，②不要なスペクトラムをもつ抗菌薬を投与しない，の2つの考え方です．適正使用の推進活動には，数多くの方策がありますので，ここでは取り組みの具体例を解説します.

どこに相談すればわかるか

ⓐ どれくらい抗菌薬が使われているかを確認する

　まず，使用されている抗菌薬がどれくらいあるのかを集計することから始めます．抗菌薬の使用量を調べるためのデータは，前述の通り，薬剤部，あるいは医事課から入手することが可能です（☞第Ⅰ章-3参照）.

　対象となる薬剤は，まずは広域抗菌薬を対象に絞るところから始めますが，もし余力があれば，全抗菌薬に対象を広げます．対象となる薬剤が決まったら，まずその使用量の時間的推移を確認しましょう．ある時期に増えていることが確認できれば，その理由を探します．また，集計対象とする抗菌薬の使用量が他施設に比較して多いのか確認することも大切です．多すぎる抗菌薬がある場合には，それが介入ポイントとなりえますし，やはり理由を考察する必要があります.

　その際，抗菌薬が使用されている症例を具体的にリストアップすることで，どの抗菌薬の使用量が多いのか，またどの医師がその傾向にあるのか

をつかむことができ，次で解説する介入活動に繋げることができるようになります．

対応のポイント

ⓐ 薬剤師などの医師以外の専門家が積極的に介入する

　ICT が行う抗菌薬適正使用活動では，まず対応する職種について考えたいところです．抗菌薬を実際に処方する医師が真っ先に思い浮かぶかもしれませんが，多くの場合，実際に主役になっている（なるべき）なのは薬剤師です．施設によっては看護師がその役割を担うこともありますが，薬剤の適応，投与量，投与間隔，副作用など教育すべき内容を考えると，やはり薬の専門家である薬剤師が適任です．

　施設の規模に応じて，抗菌薬適正使用を主に担当する薬剤師を選任，専従で配置することも選択肢となりますが，いつも病棟にいて医師とともに働き，抗菌薬以外の薬剤についても管理をしている病棟薬剤師も，身近な相談者となって抗菌薬適正使用の指導的な役割を担うのが理想的なスタイルです．つまり ICT 内の薬剤師だけでなく，病棟薬剤師を育てることも重要です．

ⓑ 個別の症例に介入する

　具体的な現場への介入方法としては，広域抗菌薬を使用している症例を対象に，症例ごとの個別の情報を確認していき，①適切に血液培養が採取されているか，②診断名はなにか，③診断された疾患に対してこの抗菌薬が本当に必要か，④主治医は何を考えてこの抗菌薬を使用しているのか，などについて**主治医とディスカッションすると効果的**です．

　これを定期的に繰り返すことで，何より抗菌薬を処方する側の医師も広域抗菌薬の使用について考えるようになることが期待されますし，また定期的に電話がかかってくるという状況自体が広域抗菌薬使用の抑止力として働くこともよく経験されます．ICT の電話連絡がうっとうしくてやめ

られるような抗菌薬は，おそらくもともと不要な抗菌薬だったと言えるでしょう．

ⓒ 抗菌薬についての早見表を作成して配布する

　広域抗菌薬を使用しすぎる，あるいはある特定の抗菌薬を使用しすぎる医師は，多くの場合，抗菌薬への知識がないことが原因となっています．正論を言ってしまえば，医師なのだから勉強すべきというのはもちろんなのですが，適正使用の観点からは，ICT として感染症が専門外の医師にもわかりやすいツールを開発することが効果的です．**抗菌薬適正使用活動には支援的な姿勢や考え方がとても大切**です．

　東京医科大学病院では抗菌薬のスペクトラム表や抗菌薬の推奨投与量表（巻末の折り込み表参照）を作成し，厚紙に印刷して白衣のポケットに入れて携帯できるようにしたツールを毎年医師，薬剤師に配布しています．また，抗菌薬の適正使用のためのマニュアルを作成することも選択肢となります．

　こうしたツールの作成時は，**ICT だけでなくそれぞれの臓器の専門家にも協力してもらうようにすると**よいでしょう．実際に抗菌薬を使う現場の医師がツールの作成者として責任を持って勉強して作成してくれるという教育効果もありますし，また各科の専門家が自分たちで作成するので，ICT だけで作成したものよりも遵守に抵抗がなくなる可能性があります．

ⓓ 上から目線ではなく，寄り添う目線で

　抗菌薬の適正使用では特に顕著となりがちですが，ICT は概して上から目線で物事を言いやすく，偉そうな態度のため現場に受け入れてもらえないことがあります．感染対策という業務の特性上，前述のように現場のマネジメント側として動くことが多く（☞ p114 の column 参照），正論で大ナタを振るう感じになってしまいがちなのです．

　ただし，患者にとって良いアウトカムを生む（＝感染対策を的確に実施する）ためには，ICT は決して現場に嫌われてはいけません．そのためには，**寄り添う姿勢で，共感を忘れないことも大切なポイント**です．常に

言葉遣いには気をつけ，そしてときに譲歩することも心掛けましょう．抗菌薬も略語ばかり使用せず，自施設の採用品名で記載する方が親切です．これも寄り添う目標の活動の1つです．

必ず押さえておくべきエビデンス

● Doron S, Davidson LE: Antimicrobial stewardship. Mayo Clin Proc **86**: 1113-1123, 2011

抗菌薬適正使用の概念，介入ポイントなどがまとめられた総説で，必読です．

こんな事例がありました

東京医科大学病院では，抗菌薬の適正使用活動の一つとして，広域抗菌薬投与前には血液培養だけでなく感染巣となる箇所の局所培養を取ってもらうようにしています（**表1**）．すべての抗菌薬の投与前に培養が採取されているかのデータがあるとよりよいのですが，集計が膨大となるため，広域抗菌薬に絞って集計し，各種会議で報告しています．この活動を始めてから，培養採取率は徐々に改善してきています．

他の感染対策と同様に，むしろそれ以上に，ICTが持っているデータをどのように集計できるか，そして定期的にフィードバックできるかが大切です．

また自験例では，ディスカッションを電話ですませず，対面で実際に会って話をすることで，より必要な情報が共有され，抗菌薬適正使用に繋がりました．

診療科	広域抗菌薬 投与件数	培養 採取件数	採取率
A科	37	37	100.0%
B科	20	20	100.0%
C外科	13	13	100.0%
D科	10	10	100.0%
E内科	9	9	100.0%
F内科	7	7	100.0%
G科	6	6	100.0%
H内科	5	5	100.0%
I外科	5	5	100.0%
J外科	5	5	100.0%
K内科	3	3	100.0%
L科	2	2	100.0%
M内科	2	2	100.0%
N科	1	1	100.0%
O外科	1	1	100.0%
P科	1	1	100.0%
Q内科	1	1	100.0%
R内科	33	32	97.0%
S科	19	18	94.7%
T外科	17	16	94.1%
U内科	29	26	**89.7%**
V外科	8	7	**87.5%**
W外科	27	22	**81.5%**

表1　広域抗菌薬使用例の培養採取率の例

現場でよく聞かれる Q&A

Q　感染症内科医がいない施設で薬剤師が感染症治療について知識を得るには，どこから学んだらいいでしょうか？

書籍のほか，学会や勉強会への参加，知識のある人との対話，専門施設の研修など多くの方法があります

　感染症治療のノウハウは本当に幅広く，また症例ごとに応用が必要なのですが，書籍での勉強に加えて学会や勉強会への参加，また感染症治療に詳しい医師や薬剤師や誰かとディスカッションすることがその一助になると思われます．場合によっては，短期でも感染症が学べる施設に見学や研修に行くことも選択肢となります．顔見知りになることで次の質問もしやすくなりますし，コミュニケーションを取りやすくなります．

 医師に「de-escalation して患者の状態が悪化したらどうするの」と言われ，抗菌薬の適正使用が進みません．どうしたらいいですか？

診断をつかむキーとなる微生物検査を実施し，それをもとに抗菌薬を最適化するという治療法に間違いはありませんが，de-escalation についての誤解があるかもしれません．根気よく説明しましょう

　適切な培養検体が採取されていれば，微生物検査結果に基づく de-escalation（広域から狭域に抗菌薬を変更・中止すること）で状態が悪化することは基本的にはありません．ただし診断が適切であることが前提です．つまり，正確な微生物検査が実施され，診断が正しければ de-escalation した後に悪化しても，それは de-escalation に起因するわけではないと考えられます．一方で，重症であるから広域抗菌薬の方が安全であるという理解も，多くの間違いを含んでおり，カテーテル関連血流感染症や薬剤耐性菌感染症などの菌交代症や医療関連感染症を誘発した結果，患者の予後を悪化させていることも少なくありません．

Q 経口第三世代セフェム系抗菌薬に関してどのようにお考えですか？

現在利用可能な経口の第三世代セフェム系抗菌薬は，腸管吸収率の低さから，有用と言える場面はほぼないだろうと考えられます．ペニシリン系，第一世代セフェム系や他系統の薬剤で腸管吸収率が良好な薬剤を使用して治療することをお勧めします

　他剤の使用が困難で，第三世代セフェム系抗菌薬のみしか使用できないシチュエーションでは，効果が弱い可能性を患者に説明することが必要ですし，また治療期間は可能な限り短期で使用するなどの配慮が必要な薬剤と考えられます．

Q 培養から検出されている菌をすべてカバーすれば，それは適正使用になりますか？

検体ごとに起因菌になる菌とならない菌が様々で，これを整理して共有することが適正な感染症治療の重要なポイントとなります

　培養で検出された菌のうち，感染症を成立させていると考えられる菌を対象として抗菌薬を使用する必要があります．例えば，痰培養からコアグラーゼ陰性ブドウ球菌（CNS）や，腸球菌，カンジダが検出された場合，これらは起因菌ではありません．そのため，これらの菌をカバーした抗菌薬治療は不要と考えます．

4 血液培養の提出本数を増やしたいとき

●最重要の checkpoint

どんな症例に必要なのかを確実に教育する

このためには
どれだけ採られているか
「本数を feed back」

血液培養の

重要性
とても使える検査
を教育

診断・治療の
成功体験・失敗体験
につながる

思考回路の
整理につながる

●いつまでにやるか　早めに

●優先度　★★

●どこに相談すればわかるか　提出本数は微生物検査
室に行けばわかる（☞第1章-4参照）

●主な対象
血液培養に関わる医師，看護師，臨床検査技師など
（特に初期研修医への教育が効果的）

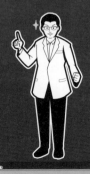

なぜこの対策が必要なのか

血液培養の本数を増やすことの重要性については，第Ⅰ章-4「血液培養の提出本数かセット数を確認しよう」で述べたとおりです．

簡単におさらいすると，①重症な感染症ほど細菌が血液に入りやすく，血液培養の結果がその存在を反映していることが多いこと，②血液培養が十分な本数提出されていないと，そうした重症感染症が見逃されている可能性が高まること，③血液培養の感度は2セット取ることで十分な数字となることから，血液培養の「提出本数」と「セット数」が感染対策の重要なポイントとなります．

対応のポイント

ⓐ 本数を現場にフィードバックしよう

血液培養の提出本数を増やしたい場合，まずは手指消毒薬などと同様に，提出されている本数を現場にフィードバックするところから始めます．

注意点としては，部署や診療科ごとに望まれる血液培養の提出本数は異なるため，部署や診療科別に報告すると，それだけで提出本数の優劣がついてしまいます．血液培養の提出本数については部署・診療科ごとに比較する必要はないため，基本的には病院全体を一つの単位として，または成人と小児など大きな区分で分けてフィードバックをすることになります．

この際に，延べ入院患者・日数で補正することで，忙しい時期と休みが多い時期を押しなべて比較することができます．また，1,000 patient-daysなどで数値を補正し，提出本数を他の同規模の施設と比較して示すと，自施設が置かれている状況がわかりやすくなります（☞ p57 の**図1**参照）．

ⓑ 若手に必要な症例を教育しよう

全職員へのフィードバックが必要だった手指消毒薬の使用とは異なり，

血液培養はその必要性の判断をする医師や実際に血液を採取する医師，看護師など，ある程度ターゲットが絞られています．特に医師は，研修医などの若手への教育によって，必要な症例の血液培養の提出に繋がり，結果として総血液培養提出本数が増加します．

　東京医科大学病院でも，初期研修医への教育で，症例ごとに「このタイミングで血液培養が必要な理由」を共有することで，飛躍的に血液培養の提出本数が増加しています．またその教育の積み重ねによって，初期研修医だった医師が徐々に現場責任者となっていきますので，結果として病院全体で血液培養の意義について理解する風土が根づくようになります．

　まずは若いスタッフを教育する．これは病院を改善させるためのすべてのテーマに共通する作用点と考えられます．

ⓒ 血液培養をオーダーしやすいシステムを整えよう

　血液培養は1セットで好気ボトル・嫌気ボトルを各1本ずつ，合計2本の採取が必要で，かつ検査感度から2セットの採取が原則となります（☞第Ⅰ章-4参照）．これが，もし血液培養ボトル1本ごとにオーダーが必要なシステムだと，オーダーする医師が面倒になりスキップしてしまう可能性があります．可能な限り簡単に，例えばワンクリックなどで血液培養が2セット同時にオーダーできるシステムが構築できるとベストでしょう．

ⓓ 血液培養が採取可能なスタッフを増やす

　血液培養の必要性の判断とオーダーは医師によることが原則ですが，実際の血液培養の採取は医師の指示のもと医師以外の職種でも可能です．特に医師のみが採取可能としている施設と比較して，看護師も採取可能な施設は，血液培養の提出本数がかなり多くなる傾向にあります．

　また，先進的な取り組みをしている施設では，血液培養を臨床検査技師が採取していることもあります．臨床検査技師は日常的に一般採血をしているため採血手技がうまいことが多く，一般採血とは異なる皮膚消毒薬の知識さえあれば血液培養は採取可能です．

また，あらかじめ医師の指示を「38.5℃以上のときには血液培養採取」などとして，夜勤帯などの発熱時に当直医や看護師が血液培養を採取できるようにすることも選択肢となります．

必ず押さえておくべきエビデンス

● Bae M, et al: Improvement of blood culture contamination rate, blood volume, and true positive rate after introducing a dedicated phlebotomy team. Eur J Clin Microbiol Infect Dis **38**: 325-330, 2019

血液培養の採取チームの導入が，コンタミネーション減少や適正な血液採取量，真の陽性率の向上に役立ったとする報告です．

こんな事例がありました

ⓐ 血液培養が1セットのみの提出の場合の電話連絡

検査部門が，科別による複数セット採取率を毎月出しているのと同時に，1セットしか採取できなかった場合は主治医に電話でその理由を確認している施設があります．病院の規模にもよるので，病床数の多い施設では難しいかもしれませんが，電話連絡がくるだけでも採取者の意識は変化します．

ⓑ 血液培養採取チーム（Blood Culture Team）の活動

東京医科大学病院では看護師や臨床検査技師からなる血液培養採取チーム（Blood Culture Team：BCT）が血液培養の採取サポートをしています（図1）．主治医が多忙な場合，電話一本で血液培養の採取を受け付け，患者の状態に応じて病棟への出張も行っています．

どんなサポート体制が必要か，自施設で考えて取り組むことで，血液培養の提出数を増やしていきましょう．

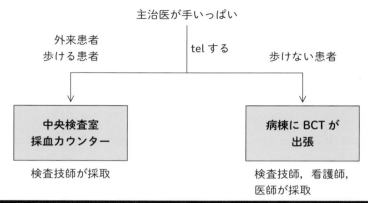

主治医が手いっぱい

外来患者
歩ける患者

tel する

歩けない患者

中央検査室
採血カウンター

病棟に BCT が
出張

検査技師が採取

検査技師，看護師，
医師が採取

図 1　東京医科大学病院の血液培養採取チーム（Blood Culture Team）の体制

現場でよく聞かれる Q&A

Q 医師への血液培養採取手順の教育の場がありません．具体的な教育の場を教えてください

若い世代，特に研修医の教育の際に採取方法を教えると効果的です

　医師への教育は若い年代にするのがキーとなります．ベテランになってからは細かい指導は難しいため，写真つきのわかりやすい手順書を参照してもらうのがよさそうです．若手は特に研修医の段階での教育が効果的ですので，少なくとも**研修医に正しい血液培養の適応と採取方法を教育する**のがよいでしょう．研修責任者に相談すれば，その場を設けてくれると思います．

Q 血液培養は，動脈での採取と静脈での採取に違いはありますか？

A 動脈血と静脈血で検出菌や陽性率に差はないと考えられていますので，基本的には合併症の少ない静脈血採血で問題ありません．静脈血であれば医師以外の採取も可能ですので，より採取できる職種が幅広くなります

Q どんな感染症に対しても血液培養は採取した方がいいですか？

A 基本的に採取した方がよいです

　発熱やバイタルサイン異常がある場合や，原因不明の臓器不全がある場合には菌血症や敗血症が疑われるため，血液培養の適応となります．原因不明のアシドーシスなども忘れがちですがその適応病態です．また，これらに該当しない場合や，CRP が高値なだけとか，もともと血液培養陽性率が低い蜂窩織炎や軽度の肺炎が疑われる場合に，血液培養を採取した方がいいかどうかについては，「血液培養を採取した方がいい」と答えます．確かに血液培養の陽性率が高く検査前確率が高い症例に検査を実施することが大切ですが，CRP 高値のみの症例に他に異常所見は本当にないか，尿路感染や肺炎の診断が正確かというと，残念ながらそうでもありません．**血液培養が陰性であることが他の疾患を補強することも多い**ことから，幅広く血液培養を採取し，その結果を参考に診断を進めていく思考回路が大切と言えます．

Q 血液培養のオーダーが出ても，それに対するスピッツや消毒薬を準備するのが手間な場合があります．何か対応策はありますか？

血液培養の採取セットをあらかじめ作っておくことがその解決策になります

　ある病院では血液培養の提出件数が低かったため，血液培養ボトル2セット分と必要なシリンジ，消毒薬などをビニール袋にまとめて**血液培養セットを作成**し，外来や病棟に設置したところ，血液培養の採取本数が増加し，2セット率も著増しました．参考になる取り組みと思います．

第IV章

現場の課題をどう解決するか
（実践編）

　ここまで来ると，どうしたら人の行動変容を誘発できるか，という高度なマネジメントのレベルとなります．現場の課題に対し，個別の問題を把握し，アレンジして対策を打ち出す必要がありますので，その思考の参考になる点をまとめました．

1 手指衛生の質を改善したいとき

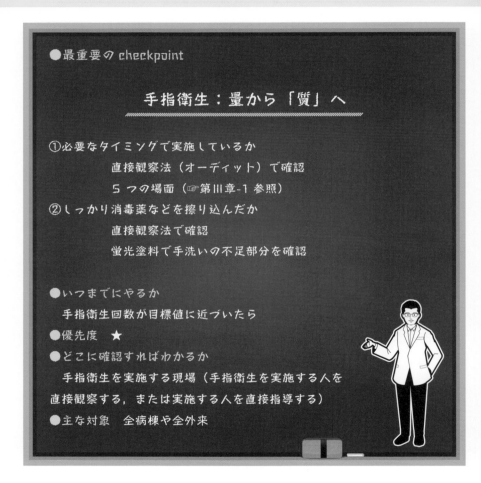

●最重要の checkpoint

手指衛生：量から「質」へ

①必要なタイミングで実施しているか
　　　　直接観察法（オーディット）で確認
　　　　５つの場面（☞第Ⅲ章-1 参照）
②しっかり消毒薬などを擦り込んだか
　　　　直接観察法で確認
　　　　蛍光塗料で手洗いの不足部分を確認

●いつまでにやるか
　手指衛生回数が目標値に近づいたら
●優先度　★
●どこに確認すればわかるか
　手指衛生を実施する現場（手指衛生を実施する人を
直接観察する，または実施する人を直接指導する）
●主な対象　全病棟や全外来

　手指衛生の量が増加したら，その次は質の改善を行うことで，より効果
的な対策となります．しかし，この質を改善することは難しい課題であり，

種々の教育啓発が必要となります.**「人の行動はどうやって変容するのか」**により注意を払う必要があります.

なぜこの対策が必要なのか

　手指衛生の指標として,まずは基本として手指消毒薬の使用量や手指衛生の回数で説明してきましたが,医療現場における一段階進んだ感染対策としては,手指衛生の質の向上が重要であると指摘されています.これは,**①実際に必要なタイミングで手指衛生が実施されているか,②消毒薬や石鹸は手に満遍なく擦り込まれているか**,の2点がポイントとなります.

　実はこの2点は,石鹸を使用した流水での手指衛生よりも,擦式アルコール製剤による手指衛生が多くの場面で優れていると判断される理由にもなっています.つまり,手指消毒が必要なタイミングについては,診療やケアの過程で必ず複数回発生しますので,毎回水道で手を洗っていては実際の業務の上では間に合いません.また,確実に満遍なく擦り込むことも考えると,石鹸を使用した流水での手洗いよりも,アルコール製剤による手指衛生の方が短時間で実施可能です.

どこに確認すればわかるか

　手指衛生を実施する人を**直接観察する,または実施する人を直接指導する**ため,現場に出向き確認します.

対応のポイント

ⓐ 手指衛生は回数だけなく質も大切であることを教育する

　質を向上するためには,やはり教育が必要です.特に手指衛生の質の向上には実技のトレーニングが欠かせないため,講義など座って聴くだけの**集合研修を行うだけではあまり効果的ではありません.講義**と実技のハイ

ブリッド型にするなどして，実際に質の高い手指衛生をやってみることが大切です．具体例としては，蛍光塗料を手に塗布した後に，石鹸と流水での手洗いを実施し，その後にブラックライトで蛍光塗料の落とし残りを確認する実習が多くの施設で採用され，手指衛生の質の改善のきっかけになっています．

　ただし，手指衛生の質の改善は，言うは易し，行うは難しです．手指衛生をテーマとしたダンスを利用したものや，歌を歌いながら実施するものなど，多数の施設が工夫した教育を行っており，一部は教育動画としてオンライン上にアップロードされていますので，検索してみるといいかもしれません．

お勧め YouTube 動画

ⓑ 質を数値化する

　手指衛生については，わかりやすい指標として手指消毒薬の使用量を数値化することを対策の第一歩として提案してきましたが，この「質」についても，評価するためには同様にその達成率を数値化しなければなりません．そのためには多くの場合，手指衛生すべき実際の場面をとらえなければならず，結果として第三者が直接観察法でスタッフの行動を観察する必要があります．しかし，実際には追いかけているスタッフが部屋の中やカーテンの中に入ってしまい，その瞬間が見られない場合もあります．また，評価する人によっても，適切な場面がいつなのか，そして適切に実施できたかの評価に差が出やすいため，客観的なデータを作ることも難しいとされています．かなり労力がかかる観察であるため，その点も手指衛生の質の向上を難しくする要因として重くのしかかる要素となります．

　東京医科大学病院でも，こうした直接観察法（オーディット）による観察は常時ではなく，半年や1年ごとなど定期的にデータとして取りまとめ，その数値をフィードバックしています（☞第Ⅰ章-1「手指衛生に使用している製剤の量を計算しよう」参照）．こうしたフィードバックを，前述のシミュレーション教育と合わせて行うことで，手指衛生の質の向上に役立つと考えられます．

ⓒ 他のデータとリンクさせてフィードバックする

　手指衛生の質が改善できているかを示すもう一つのデータとして，**手指衛生を改善した結果，薬剤耐性菌が減少したか，医療関連感染症が減少したかなどのデータとリンクさせて**フィードバックすることも，手指衛生の質を改善することに繋がります．

　「手指衛生の回数を増やそう」「質を向上させよう」と指導するだけでなく，その結果，何かが良くなったと感じることができるデータを合わせて示すことで，「自分たちが手指衛生を頑張ったから薬剤耐性菌が減少した」と実感することができ，ひいては手指衛生の重要性の理解が進んだり，より一層のやる気に繋がることが期待できます．

必ず押さえておくべきエビデンス

● McCalla S, et al: An automated hand hygiene compliance system is associated with decreased rates of health care-associated infections. Am J Infect Control 46: 1381-1386, 2018

　自動モニターで手指衛生を確認すると効果が上がることが報告されています．自動にしろ自動でないにしろ，やはり手指衛生の状況を「観察」することが大切です．

● Caris MG, et al: Patient safety culture and the ability to improve: a proof of concept study on hand hygiene. Infect Control Hosp Epidemiol 38: 1277-1283, 2017

　手指衛生の向上には，その部門で共有されているもともとの安全文化が大きく影響しているとする報告です．安全文化が低い部門には種々の介入を実施しても効果がみられないと指摘しています．

直接観察法だと
感染リンクナースが
手指衛生が必要な「8,434 場面」を確認

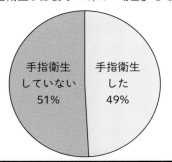

手指衛生
していない
51%

手指衛生
した
49%

図1　東京医科大学病院の直接観察法による手指衛生の実施率（2020 年）

● Salmon S, et al: One size does not fit all: the effectiveness of messaging for hand hygiene compliance by profession in a tertiary hospital. J Hosp Infect **104**: 435-439, 2020

　グループディスカッションによる質的研究の報告で，手指衛生のコンプライアンスメッセージの受け取り方は，職種ごとに理解や受け取るインパクトが異なるため，メッセージをテーラーメードする必要があること，ロールモデルの存在や社会的結束（social cohesion）が大切であると指摘しています．

こんな事例がありました

　2020 年度に実施した東京医科大学病院の全スタッフを対象とした病棟における手指衛生の直接観察法データによると，手指衛生をしなければならない5つの場面（合計 8,000 場面超）のうち，**約半数の場面では手指衛生をしていない**ということがわかりました（**図1**）．

　これはなかなか深刻です．第Ⅰ章-1で紹介したように，アルコール製剤払い出し量をベースに計算した手指衛生回数は増加していても，この状況からだと，実際には必要な場面のうち半数超で手指衛生が行われていないことになります．

　この数字が真実だとしたら，院内全体でアルコール製剤をさらに2倍は使わないといけないのかもしれません……．

現場でよく聞かれる Q&A

　手指消毒の質を改善するための活動を色々行っていますが，なかなか効果の上がらない部署があります．何かいい取組み方法はありますか？

　手指衛生を実施するスタッフ自身が当事者意識を持てるような仕組みを検討してみましょう

　感染対策委員や感染係による勉強会，ポスター掲示，標語の唱和，病棟内での使用量のグラフの掲示などなど……様々な活動を行ってもいまいち効果が上がらないことがあります．そんなとき，一筋縄ではいかないことですが，手指衛生を実施しなければならないスタッフ自身が当事者意識を持つ仕組みを作る，という方法が挙げられます．特に，**アンチな立場にいる人を感染対策委員や感染係にしてこちら側に引き込む**ことも選択肢となりますし，当初アンチなことを言っていても，いざ自分がその係になるとスイッチが入るスタッフも見てきました．また，**現場の責任者，診療科長，師長などのリーダーシップに依存する場面も多く見受けられます**．現場責任者がやる気になれば部下は動きますので，現場責任者にやる気がない部署には，その現場責任者の上司に働きかけて指導・監督してもらうのもいいと考えられます．そういった意味で病院幹部の協力が不可欠ですね．

Q 各部署で手指消毒薬の使用量に個人差がある場合は，直接観察法が有効ですか？

A 不十分な場面を明確にするのに有効ではありますが，その相手を責め立てるのではなく，やる気を起こさせるアプローチが必要となります

　個人差がある場合には，直接観察法などでどの場面でできていないかを明らかにすることも選択肢となりますが，個人のレベルですでに遵守率が低い場合には，「できていないこと」を指摘しても心が動かないとも考えられます．この場合，手指衛生を実施しない人を敵にするのではなく，**味方の視点でどうしたらやる気になるかを考える**とよいです．高度なコミュニケーション・スキルが必要です．

2 アウトブレイクを 何とかしたいとき

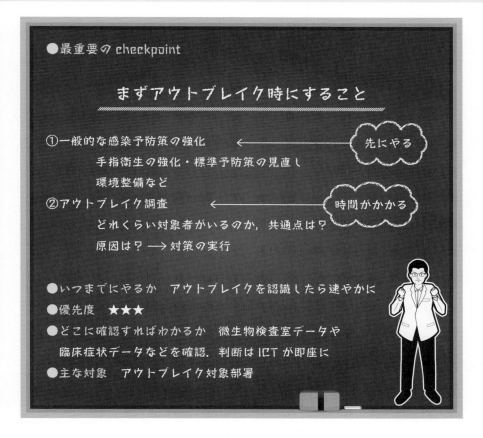

●最重要の checkpoint

まずアウトブレイク時にすること

①一般的な感染予防策の強化　　　　←——————　先にやる

　　手指衛生の強化・標準予防策の見直し

　　環境整備など

②アウトブレイク調査　　　　　　　←——————　時間がかかる

　　どれくらい対象者がいるのか，共通点は？

　　原因は？ —→ 対策の実行

●いつまでにやるか　アウトブレイクを認識したら速やかに

●優先度　★★★

●どこに確認すればわかるか　微生物検査室データや

　臨床症状データなどを確認．判断は ICT が即座に

●主な対象　アウトブレイク対象部署

　　アウトブレイクとは,「一定期間内に,同一病棟や同一医療機関といっ
た一定の場所で発生した院内感染の集積が通常よりも高い状態のこと」と
定義されています. どれくらい発生したかを判断するには,「通常はどの
くらい発生しているか」を認識することが大切で, この通常レベルを超え

た時点でアウトブレイクと認識して行動を早期に開始する必要があります．

なぜこの対策が必要なのか

　アウトブレイク時の対応は，最も ICT の真価が問われる瞬間です．短時間の間に効率的に情報を収集して，分析し，原因を推定します．そして，推定された原因への介入をすぐに行わなければなりません．ときにこの解析と原因への介入には時間を要するため，他への感染拡大が起きないように，先んじて全般的な伝播予防策の強化を実施しなければなりません．

どこに確認すればわかるか

　微生物検査室データやカルテの臨床症状データなどを確認します．通常，「これがアウトブレイクだ」とは誰も教えてくれないため，判断は ICT が即座に行います．

対応のポイント

(a) まず標準予防策の破綻の有無を確認する

　まず実行していくこととして，やはり標準予防策の破綻がないかを確認します．実際にこれが原因に直結しているかはわかりませんが，例えば手指衛生について確認すると，たいていの場合，アウトブレイクを起こす部門の手指衛生の実施状況は不十分です．また，同じく標準予防策として，適切な個人防護具（PPE）の使用についても確認します．これも，例えば手袋をつけたまま PC を操作している，マスクが顎にずれているなど，多くの場合，「それじゃ意味ないじゃん」という PPE の不適切な着用が発見されます．

　さらに，多くの病原体は患者周辺の共有物品やスタッフが使用する物品に付着していますので，清拭清掃を入念に実施するのも忘れてはいけませ

ん．また，気管吸引や排泄ケアなど，基本的な手技・手順の確認（☞第Ⅲ章-2「薬剤耐性菌の数を減らしたいとき」参照）についても，微生物伝播の起点になりそうなリスク場面を想定して介入を開始します．

ⓑ 共通点を見つけ出す

次に，アウトブレイクの原因を特定する作業に入ります．

原因を見つけ出す作業は推測の連続です．そのため，まずは現場でのスタッフの動きを確認します．それだけで原因がわかることは少ないのですが，現場の動き方が把握できなければそもそも何が起きているのかの推測ができません．

次に該当菌の陽性者・検出者の情報収集を行います．この際に，どの期間・どの部門にいた人を対象にするかを前もって明確にしておく必要があります．ここを曖昧にしたまま調査を進めると，情報を収集しても無駄になってしまったり，調査結果自体が曖昧になってしまったりします．

これらの作業の目的は「共通点を見つけること」です．陽性者・検出者に共通点があれば，そこに原因に関連する何かが存在している可能性が高いためです．

とはいえ，例えば日常生活動作（ADL）が低い人はみんな共通して気管吸引をしていて，尿道バルーンの留置も多いかもしれません．特に薬剤耐性菌検出者の情報をまとめると，これらの交絡因子がまとまって共通点として洗い出されてしまうため，結果として，どれが原因なのかわかりづらくなることもあります．

このため，事例によっては，この段階で大まかな介入方法を決定してしまうことも選択肢となります．例えば陽性者・検出者に共通する物品の清掃や消毒を先んじて実施してしまう，共通するケアの運用方法を見直す，などです．

ⓒ 積極的症例探索を行う

さらに調査が進んできたら，対象者がいま見ている患者・スタッフだけで十分なのかを考えます．日常的な培養検査は全患者には実施していませ

んので，場合によっては臨床判断に基づく培養検体でのみ検出された症例をみているにすぎない＝調査対象自体が氷山の一角である可能性があることを認識しなければなりません．例えば，症状である程度疾患が推定できるインフルエンザやノロウイルス感染症，CDI（*Clostridioides difficile* 感染症）などのアウトブレイクでは，軽微な症状までスクリーニングをして対象とすべき症例に組み込むべきか判断をします．

　また，薬剤耐性菌のアウトブレイクでは，基本的に保菌者が相当数存在する可能性がありますので，未検出患者への培養スクリーニングも考慮しますが，これは微生物検査室の業務負荷や，検査に必要な資材の負担も含めて，実施の可否を判断します．実際に培養スクリーニングを実施する際には，陽性者・検出者と共通点を持つ全患者を対象とする，あるいはアウトブレイクの発生した病棟に入院する患者全体を対象にするなどが，その対象例となります．

ⓓ 環境の培養スクリーニング検査を考える

　陽性者・検出者の共通点を見つけた際には，そこから介在しうる環境の培養スクリーニングも検討します．吸引処置が多ければ，吸引器が原因かもしれません．排泄ケアの率が高く陰部洗浄をしていれば，洗浄ボトルが原因かもしれません．**「もしこの器具が汚染されていれば，他の患者へ伝播しうるか」と想像を働かせて培養箇所を決定**します．

　この際に最も大切なのは，無計画に環境の培養を取らないことです．微生物検査室の業務負荷にもなりますし，陰性だったときに，実際には培養感度上の偽陰性だった場合でも，誤って「それが原因ではない」という結論に早合点してしまうことがあります．

　また，原因（感染の発生源）か結果（アウトブレイクの結果汚染された）かわからない物品，環境は環境培養から除外することも重要です．

　つまり，環境の培養スクリーニングは，できる限り狙いをつけてから実施します．

ⓔ 現場との情報・危機感の共有

現場との情報共有では，感染症の多発事例が起きているという情報を伝えるだけでなく，「大変なことが起きている」という危機感を共有することが大切です．東京医科大学病院では，これをアウトブレイクミーティングと表現しています．この共有によって，普段は個別の症例を診ている現場にとっては，現場の全体像を俯瞰するきっかけになりますし，また普段から患者を診ている現場ならではの目線で共通点の気づきがあるかもしれません．

しっかり情報と危機感を共有しておくことで，後に待っている感染対策の強化にも協力を得られやすくなります．

ⓕ 推定された原因に対する対策を実行

調査の段階で，確定の度合いは異なるものの，伝播の原因がわかってきます．下記に要点をまとめているので参照してください．

原因菌別のアウトブレイク対応のポイント

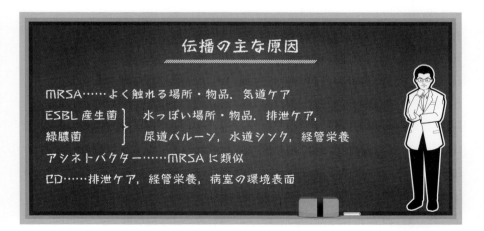

伝播の主な原因

MRSA……よく触れる場所・物品，気道ケア

ESBL 産生菌 }
緑膿菌 } 水っぽい場所・物品，排泄ケア，
尿道バルーン，水道シンク，経管栄養

アシネトバクター……MRSA に類似

CD……排泄ケア，経管栄養，病室の環境表面

ⓐ MRSA（メチシリン耐性黄色ブドウ球菌）の場合

MRSA がアウトブレイクを起こす原因は多岐に渡りますが，患者周辺環境の汚染やスイッチ，バイタルモニター，PC のキーボード・マウスなどの物品汚染，気管吸引の器具の汚染などが原因となることが多いです．聴診器や体温計などを介した伝播もあり，事例によっては伝播原因が複数あることもあります．

IPM/CS（イミペネム／シラスタチン），CMZ（セフメタゾール），CLDM（クリンダマイシン），EM（エリスロマイシン），LVFX（レボフロキサシン），ST 合剤，FOM（ホスホマイシン）など薬剤感受性パターンから，ある程度，同一系統の株なのか，別系統の株なのかが推定可能です．もしこの区別が可能であれば，治療対象とする MRSA を絞ることが可能となります．

一方で，MRSA の多発事例の場合には，一つの病棟や部門に複数の MRSA が入り込んでいることがあり，同じ原因で複数の株がそれぞれ同時に伝播を起こし，アウトブレイクとなっていることがあります．こうした場合には，感受性結果で切り分けて調査対象と絞ると対象が小さくなりすぎてしまうことがあるので注意が必要です．

ⓑ ESBL 産生菌の場合

ESBL 産生菌はグラム陰性桿菌であり，水っぽい湿潤環境に定着しています．気道ケア，排泄ケアや尿道バルーンが原因となることも多く，また水道回り，水道シンクにも注意をしたいところです．

基質拡張型 β-ラクタマーゼ（ESBL）のタイプにより，薬剤感受性結果である程度，同一系統か，別系統の株かを推測することが可能です．CTX（セフォタキシム），CPDX（セフポドキシム・プロキセチル），CAZ（セフタジジム），GM（ゲンタマイシン）などのアミノグリコシド系や，ST 合剤，MINO（ミノサイクリン），FOM などがその参考となる薬剤です．

ⓒ 緑膿菌の場合

ESBL 産生菌と同様の原因でアウトブレイクを起こすことが多く，水っぽい湿潤環境に定着しています．気道ケア，排泄ケアや尿道バルーンが原因となることが多く，水道回り，水道シンクが原因として報告される点も ESBL 産生菌と同様です．

MRSA や ESBL 産生菌と同様に，薬剤感受性の結果で同一系統か，別系統かをある程度推定可能ですが，同一系統の緑膿菌でも抗菌薬などの外的曝露で薬剤感受性パターンが変化しますので，あくまでも参考として判断します．

カルバペネム耐性の場合には，メタロ β-ラクタマーゼ産生の有無を調べると，同一系統か別系統かの判断に参考になります．

ⓓ アシネトバクターの場合

アシネトバクターはグラム陰性桿菌ですが，伝播の原因はむしろグラム陽性球菌の MRSA に類似しています．乾燥した表面にも長期生存できるのが特徴ですので，高頻度接触部位，気道ケア物品，点滴のシリンジポンプ，モニター類などの清拭・消毒には特に介入が必要となります．

他の薬剤耐性菌に比較して，本邦では多発事例は少ない傾向にありますが，多発事例が起きるとその対象患者数は大きくなることがあります．

ⓔ *Clostridioides difficile*（クロストリジオイデス・ディフィシル；CD）の場合

芽胞形成菌による腸管感染症であり，排泄ケア物品や患者周辺環境に長期に生存します．経管栄養器材が伝播の原因となっていることもあるため，共有されていないかを必ず確認します．

また，患者周辺環境への定着が強固であるため，アウトブレイク時には，次亜塩素酸を使用した環境の拭き掃除を実施します．また，同じ部屋を使用した患者に持続して検出されることが指摘されており，陽性者・検出者の退室後には次亜塩素酸を使用した退室時清掃ターミナルクリーニングが

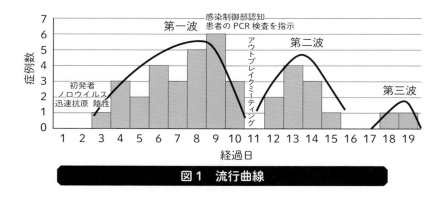

図1　流行曲線

大切です．近年では UV 照射によるターミナルクリーニングを採用する施設も増加しています．

(f) インフルエンザウイルスの場合

　気道ウイルス感染の場合，薬剤耐性菌の伝播に比較して，より積極的な症例探索が重要となります．診断には迅速検査キットなどが用いられますが，偽陰性も存在するため，ある程度インフルエンザ罹患症例が蓄積した病棟や部門では，症状によるスクリーニングを実施して早めに介入を開始することが大切です．インフルエンザは症状出現時以降から感染伝播が発生しますので，有症状者を早期に検出できる仕組みを構築します．

　感染の特徴として，流行曲線を描いてみると，前出の薬剤耐性菌が数ヵ月単位で山を描くのに比べ，数日単位で山が形成され急速に広がるパターンが見られます．また，**第一波の後に第二波，第三波がくることが多い点**もポイントです．**感染対策の介入が効果的であれば，第二波，第三波が来ないか，または第一波より小さな山になります**（図1）．

　伝播の原因は発症者のマスクの着用の不備と隔離の不備が主であり，さらに手指衛生の不備も同様に原因となります．環境汚染もあるため，高頻度接触部位の清拭・消毒は必要ですが，薬剤耐性菌と比較して環境を介した伝播は少なくなります．

　また，同室者での発症が増加する傾向にあるため，陽性者が出た際に同

じ部屋にいた患者は移動せずにそのままの部屋で管理するか，または発症しても他の患者への影響がない個室などへ移動させることが選択肢となります．

ⓖ ノロウイルスの場合

　感染力が強く，陽性者・検出者の吐物や便に多量のウイルスが含まれているため，いったん多発すると抑え込むのがとても大変です．特に，**病室内での嘔吐が原因で同室者へ広がることがよく見られます**ので，吐物の処理は早急に行います．流行曲線はインフルエンザウイルスと同様に数日〜1週間でピークを迎え，第二波，第三波が起こります．

　アルコールに抵抗性があるため，石鹸と流水による手洗いを行い，吐物の処理や環境清拭は次亜塩素酸を使用します．高頻度接触面も伝播の原因になりますが，何か特定の物品が汚染されるというよりは，吐物・便による環境全体の汚染を防ぐために，いかにそれらを早急に処理するか，そして主症状者を隔離できるかがポイントとなります．

　感染可能時期は，多くの場合，有症状期が最も強く，症状改善後にも数週間便にウイルスが排泄されますが，伝播力は低下していきます．

こんな事例がありました

　東京医科大学病院で使用しているアウトブレイク対応のチェックリストを紹介します．

A．アウトブレイク時の初動と暫定的な対策の実施
1．アウトブレイク認知
□薬剤耐性菌は，アウトブレイク値などの基準を超えた場合，ウイルス性疾患（ノロ，インフルエンザ，RSなど）は，同一集団で複数人発症した場合に，アウトブレイクの可能性の認知を行う．
注意：アウトブレイク値（平均検出数 +2SD で切りのよい数字から設定）はアウトブレイクを定義するものではなく，認知に使用するものである．またアウ

トブレイク値は月ごとの集計であるため，規定値以下でも連続して検出された場合，アウトブレイクを見逃している可能性も考慮する.

2. 積極的症例探索①

□同病棟や同室などの該当する共通母集団に診断されていない症例がないか確認する.

□薬剤耐性菌の場合には，検出期間や母集団の範囲を適宜調整し，これまで検出されていたが気づいていない症例がないか確認する.

□ウイルス性疾患の場合には，診断されていない可能性があるため，主に症状から探索する.

3. アウトブレイクか否かの判断

□上記情報をもとに，平時の感染対策とは異なるアウトブレイク介入を行うかの判断を行う.

□症例定義（仮）を作成する. この症例定義に基づいて，アウトブレイクに関連する情報を収集する.

4. 該当症例への隔離予防策（標準予防策＋経路別予防策）の強化

□隔離予防策の実施の有無を現場で直接確認する.

□確認の際には，チェックリストを使用する.

□後のアウトブレイク調査のために，特に共有物品・共通要素がないかを観察する.

5. 非該当症例への標準予防策の強化

□母集団に対し，手指衛生の遵守について文書で注意喚起する.

□標準予防策としての吸引，尿回収など各ケアの状況の確認と注意喚起をする.

□病棟の5S（整理，整頓，清掃，清潔，躾）を確認する.

6. アウトブレイク集団全体のベンチマーク情報の収集

□母集団に関連した手指衛生状況の量的評価（アルコール払い出し量）を確認する．
□母集団に関連した手指衛生状況の質的評価（直接観察法）を確認する．
□流行曲線を作成する．
□病棟単位などのベッドマップ，またはベッド変遷がわかる図表を作成する．
□薬剤耐性菌の場合は，これまで検出され対象となりうる菌株の薬剤感受性パターンを作成する．

7. 病院幹部への報告

□アウトブレイクが疑われる時点で病院幹部に報告する．
□その後の対応についても，逐一報告相談を行う．

8. 情報共有

□アウトブレイクが疑われる状態では，上記情報を1〜2日以内に収集する．
□簡潔かつ必要十分なコミュニケーション，情報共有を適宜行う．
□1週間後の会議で検討するなど，決定の先送りは，事態が進行していない場合を除いて，基本的に避ける．

B. アウトブレイク対応

9. 積極的症例探索②／アクティブサーベイランス（薬剤耐性菌のアウトブレイクの場合）

□アクティブサーベイランス（スクリーニング）を実施する患者を決定する．対象決定においては，実施する検体を決定する．
□検体決定においては，1〜6までの項目を参考にし，最も代表的と考えられる部位を選択する．
□アクティブサーベイランスの対象となる主治医に連絡し，検体採取を依頼する．同日に看護師長にも連絡する．

10. アウトブレイクの認定

☐ 1〜6の事項を踏まえ，多発検出事例が疫学的な繋がりを有するアウト
　ブレイクか否か判断する.

☐ 上記のみでは判断できない場合には，9のアクティブサーベイランス結
　果を組み合わせて判断する.

11. アウトブレイクの要因分析

☐ まず，患者背景（主治医，看護師，基礎疾患，入院日，検出日，検出箇
　所，各種医療機器，各種侵襲処置など）や標準予防策・経路別予防策の
　実施状況を踏まえ，アウトブレイク要因を推定する.

☐ 患者背景をまとめるためにラインリストを利用する.

☐ アウトブレイク要因の推定を証明するために環境培養を実施する.

☐ 環境培養の採取箇所は，培養が陽性となることでアウトブレイク要因の
　推定に役立つ.

現場でよく聞かれる Q&A

 アウトブレイクが発生した際，保健所に報告する必要はあ
りますか？

アウトブレイクが発生した際には，管轄の保健所に可及的
速やかに報告する必要があります. アウトブレイクの定義
には入らない初期段階でも，いったんの報告と相談をする
ことをお勧めします. これにより必要な対策の指示がもら
えることも多く，伝播の制圧に有利に働くことが多いため
です

Column 清拭消毒用のクロス

消毒薬が含まれた清拭用クロスには下記の3種類があるので，それぞれの良いところを認識して使用しましょう．

	利点	欠点
第四級アンモニウム製剤	汚れが落ちやすい，耐性菌 OK	塩素＋アルコールに比べると少し効果が落ちる
アルコール	乾きが速い，サラッとする，耐性菌 OK	タンパク質（血液など）が多いと効果が落ちる
次亜塩素酸	ノロウイルス，CD にも有効	タンパク質（血液など）が多いと効果が落ちる．手が荒れる．金属への腐食性あり（金属部を水で拭き直す必要あり）

Column アウトブレイクの原因は 部屋の外にあり？

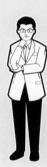

意外に，病室内やカーテン内で伝播が完結していないことがあるかもしれません．例えば，吸引リンス水のリユースのカップや共通の使用物品（尿器・便器など）がそのまま洗浄室や汚物室に持ち込まれ，他の患者も使用した吸引リンス水のカップとまとめて入れられるケースがあります．ドアノブやベッドパンウォッシャーのスイッチなどで伝播が成立している可能性もあります．広い視点で全体像を俯瞰する観察力が必要です．

● 最重要の checkpoint

術前，術中，術後に分けて各要素をチェック

術前 禁煙，血糖管理……前日からではなく，30日以上前から
除毛……当日
シャワー……当日か前日

術中 予防的抗菌薬
皮膚消毒＆術者手洗い── 1％クロルヘキシジン・アルコール混合製剤
術者，助手，器械出し看護師の二重手袋……3時間経過後や不潔操作後
に交換する
└─声を掛けにくかったら，タイマーを使用するのも手
創縁ドレープや閉創セットの使用
血糖管理，低体温を避ける

術後 予防的抗菌薬の中止
ドレーンの早期抜去
創部の安静・湿潤保持

全部実行──多くの部門の協力が必要！

● いつまでにやるか
他のことが落ち着いたらで構わない
● 優先度　★
● どこに確認すればわかるか　手術データと微生物
検査室データ，またカルテ情報を確認する
● 主な対象　手術関連部署

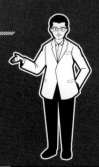

　手術部位感染症（SSI）は他の医療関連感染症と同様に，本来の治療目的となる疾患とはまったく異なる「合併すべきでない疾患」です．患者の疼痛や苦痛に繋がるだけでなく，機能障害を起こしやすい合併症であり，やはり各種の感染対策を複数同時に実施して，発生数を抑えることが求められます．

　SSI は術前と術中，術後に発生原因があり，それぞれに対策が必要です．SSI の数が多いときには，まずこれらの対策が実行されているかを一つひとつ確認していきます．

なぜこの対策が必要なのか

　繰り返しになりますが，何よりも患者にとって苦痛な合併症であることが問題です．他の医療関連感染症に比較して**痛いとか苦しいという症状が出やすいことと，手術部位やその関連部位に機能不全が起こることが多い**疾患です．

　一方で，医療関連感染症の中で，最も予防に関するエビデンスが多い領域でもあります．対策を取るオプションがあること，それゆえこの対策を理解し実行することが大切です．

どこに確認すればわかるか

　手術データと微生物検査室データ，またカルテ情報を確認します．これらの情報が別々に管理されていることが多いため，情報を突き合わせる必要があります．オペレーターがデータを持っていることもありますので相談しましょう．

対応のポイント

ⓐ 術前の対策

　術前の感染対策としてまず必要なのが禁煙です．喫煙は微小血管障害を起こし，ひいては創部の感染抵抗性や治癒力に影響します．そしてこれは**手術直前の禁煙ではなく，30日以上前からの禁煙が必要**と考えられています．同様の理由で，**血糖管理も直前からの管理ではなく，長期的なコントロールが必要**です．手術前に常時コントロールが良好である方が，微小血管障害が減少します．

　感染対策としての手術部位周辺の除毛については，手術当日の直前に行うとよいと言われており，また**カミソリで毛を剃ると皮膚に小さな傷**ができてしまうため避けるべきとされています．このため，クリッパーでの除毛か薬剤による化学的除毛が，手術する皮膚への負荷が低いと考えられています．

　また，皮膚の汚れを落とした方がよいため，**手術前日か当日に患者がシャワーを浴びる**ことも推奨されます．

ⓑ 術中の対策

　患者の皮膚の消毒は，**1％クロルヘキシジン・アルコール混合製剤**の効果が高いとされています．ヨードによる消毒も効果は期待できますが，乾燥まで待てないことによる消毒不良が指摘されています．

　これは手術野に入る術者や介助者の手洗いにも同様のことが言え，現在では1％クロルヘキシジン・アルコール混合製剤による手術時手洗いが採用されている施設が増えています．この手術時手洗いは，一般石鹸による流水での手洗い（予備洗浄）のときだけ水を使用し，その後は1％クロルヘキシジン・アルコール混合製剤を右手に1回，左手に1回，最後にもう1回両手に擦り込む方法で，その後洗い流すことがないことから「ウォーターレス法（ラビング法）」と呼ばれています（☞第Ⅱ章-2「オペ室を見

表1　衛生的手洗いと手術時手洗いの違い	
衛生的手洗い	**手術時手洗い**
●残留性のない消毒薬 　・アルコール製剤 　・流水と石鹸 ●汚染された可能性が生じたら実施する	●残留性のある消毒薬 　・クロルヘキシジン製剤 　・クロルヘキシジン・アルコール製剤 　・ヨード製剤 ●ツーステージ法，ウォーターレス法（ラビング法） ●一度に手洗いを複数回行う

に行こう」参照）．

　なお，手術時手洗いの概念やその方法は，病棟や外来で実施するアルコール製剤による手指衛生（衛生的手洗い）とは異なりますので，その違いも理解しましょう．**手術時手洗いは皮膚に残留性のある薬品を用いて一度に複数回行いますが，衛生的手洗いはアルコールなど残留性のない薬品を用いて行い**，汚染された可能性がある場合にはその都度手指衛生を実施します（**表1**）．

　また，術中の感染対策として，術前と同様に**患者の血糖が上がりすぎないように管理**されるべきとされており，目標値はまだ不明確ですが，200 mg/dL を超えることがないように管理するのが一般的です[1]．

　このほか，**低体温は手術部位の血流低下が起きるため避けるべき**とされています[1]．ただし，これも何℃にすべきか，体温管理にどのような方法がよいかなどは研究段階で，様々な意見があります．

ⓒ 術後の対策

　現在では，**創部の消毒薬による消毒は基本的に不要**とされており，CDC のガイドラインでは 48 時間以上は湿潤状態にドレッシングしておいて，治癒を促すことが推奨されています（後述の「必ず押さえておくべきエビデンス」参照）．

　また，ドレーンは可能な限り早期に抜去する方がよいとされていますが，やはりドレーン刺入部も消毒薬で消毒する必要はないとされています．

ⓓ 予防的抗菌薬投与

　清潔創または準清潔創に対しては，感染が成立する前の段階で予防的抗菌薬を周術期のみ限定で使用します．

　一方，汚染創や感染創はすでに感染が成立していると判断するため，抗菌薬は治療的抗菌薬投与として行い，必要とされる治療期間を完遂します．

　予防的抗菌薬は，清潔層に対しては切開する皮膚の常在菌をターゲットとするため第一世代セフェム系の CEZ（セファゾリン），下部消化管の手術では皮膚の常在菌と腸管内の常在菌をターゲットとするため CMZ（セフメタゾール）が使用されます．同様に，尿路や女性生殖器では第二世代セフェム系の CTM（セフォチアム）などが候補となります（**表 2**）．

　予防的抗菌薬は切開の 1 時間前から点滴を開始し，手術当日から 24 時間で中止するのが一般的です．ただし，侵襲の**大きな心臓血管外科手術や脊椎手術などでは 48〜72 時間まで延長することもあります**．また長時間の手術では，術中に**抗菌薬の半減期の 2 倍の間隔で予防的抗菌薬の追加投与**を行います．**CEZ であれば 3 時間ごとの追加投与**が必要です．また**1,500 mL 以上の大量出血があった場合にも，予防的抗菌薬の追加投与**を行います．

必ず押さえておくべきエビデンス

● Boyce JM: Best products for skin antisepsis. Am J Infect Control **47S**: A17-A22, 2019

> 皮膚消毒に関するレビューです．

● Berríos-Torres SI, et al: Centers for disease control and prevention guideline for the prevention of surgical site infection, 2017. JAMA Surg **152**: 784-791, 2017

表2 予防的抗菌薬を使用する手術

領域	臓器	
皮膚常在菌を予防的抗菌薬でターゲットとする手術		
心臓血管外科	心臓, 血管	CEZ, SBT/ABPC, VCM
整形外科	骨, 関節, 筋	
脳神経外科	脳, 神経	
眼科	眼, 眼付属器（涙道を除く）	
皮膚常在菌に加え, 臓器特有の常在菌を予防的抗菌薬でターゲットとする手術		
消化器外科（消化管）, 泌尿器科（消化管利用）	上部消化管	CEZ など
	下部消化管	CMZ, SBT/ABPC など
耳鼻咽喉科（口腔を開放）, 口腔外科	口腔, 咽頭, 喉頭	SBT/ABPC, CMZ など
耳鼻咽喉科（口腔を開放しない）	耳, 鼻	CEZ など
婦人科	膣, 子宮	CMZ, SBT/ABPC など
眼科	涙道	CEZ など
臓器には常在菌は存在しないが, 隣接する消化管（口腔, 咽頭, 十二指腸, 小腸, 大腸）の常在菌を予防的抗菌薬でターゲットとする手術		
泌尿器	尿道, 膀胱, 尿管, 腎, 前立腺	CEZ, CTM, SBT/ABPC など
消化器外科（胆肝膵）	肝, 胆嚢, 胆管, 膵臓	CEZ, CTM など
胸部外科（気道が胸腔内で開放される場合）	肺, 気管	SBT/ABPC など

SBT/ABPC：スルバクタム/アンピシリン, VCM：バンコマイシン

CDC（米国疾病予防管理センター）によるSSI予防のガイドラインです.

● World Health Organization: Global guidelines for the prevention of surgical site infection, 2nd ed. 2018 <https://www.who.int/publications/i/item/global-guidelines-for-the-prevention-of-surgical-site-infection-2nd-ed>（2022年6月閲覧）

WHO（世界保健機関）による SSI 予防のガイドラインです.

● Anderson DJ, et al: Strategies to prevent surgical site infections in acute care hospitals: 2014 update. Infect Control Hosp Epidemiol **35**: 605-627, 2014

SHEA（米国医療疫学学会）による SSI 予防のガイドラインです.

現場でよく聞かれる Q&A

薬剤耐性菌保菌者は術前に除菌した方がよいのでしょうか？

薬剤耐性菌が術前に検出されている症例には，事前に除菌してから手術を実施するよりは，周術期の予防的抗菌薬をその薬剤耐性菌に効果があるものに変更するかの検討を行う方が一般的です

　例えば，人工物を挿入・留置する手術の際に，鼻腔からメチシリン耐性黄色ブドウ球菌（MRSA）が検出されている場合には，周術期の抗菌薬をVCM に変更します. それでは，手術する部位から薬剤耐性菌が検出されている場合はどうするか，またその部位に人工物を挿入・留置する場合にはどうするか，感染創の場合はどうするか，などについては慎重に考える必要があります. これらの場合には，周術期に予防的抗菌薬投与ではなく治療的抗菌薬を開始し，創部の菌量が減ったり創部の感染状態が安定してから手術を行うことも選択肢となります.

Q：SSI を減らしたいのであれば，術後の抗菌薬は長い方がよいのではないでしょうか？

A：SSI を減らすために必要なことは，手術時にどれくらい菌量をコントロールできるかであるため，創部が閉じてしまった術後に抗菌薬を長期投与することで得られるメリットは少ないと考えられます

　術後の抗菌薬投与期間の長さよりも，術前抗菌薬投与はしっかり行われているか，手術中に抗菌薬の追加投与が行われているか，手術時手洗いは適切か，術中の血糖コントロールや体温管理は問題ないかなどの，オペ室での管理が大切です．

　また，術後に長期に抗菌薬を投与すると，カテーテル関連血流感染症や院内肺炎などの薬剤耐性菌感染症の合併リスクがあります．

文　献

1）Zheng XQ, et al: Effects of preoperative warming on the occurrence of surgical site infection: a systematic review and meta-analysis. Int J Surg **77**: 40-47, 2020

4 カテーテル関連血流感染症を減らしたいとき

●最重要の checkpoint

CV カテ挿入時と挿入後の病棟での管理をよく確認する

カテーテル関連血流感染症（CRBSI）対策
- 挿入する人の手洗い（アルコール or 流水手洗い）
- 挿入部の皮膚消毒……(1st) 1%クロルヘキシジン・アルコール混合製剤
  　　　　　　　　　　(2nd) ヨード製剤
- マキシマル・バリア・プリコーション……滅菌ガウン，大きな覆布など
- 固定フィルムはクロルヘキシジン含有製剤がいいかも
- 不要になったらすぐに抜く
  　　　　└─ 末梢カテーテルによる管理でも OK な場合も多い
- アクセスポートの使用時……アルコール綿で 2 回ゴシゴシ

●いつまでにやるか　他のことが落ち着いたらで構わない
●優先度　★
●どこに確認すればわかるか
　　他のサーベイランスと同様に微生物検査室データ，
医事課データが必要
●主な対象　全血流感染症例が望ましいが，
　　難しければ集中治療部門などに限定

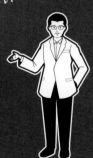

186

　血管内留置カテーテルは感染すると容易に血流感染症となり，重症化しやすい医療関連感染症です．それゆえ，可能な限り少なくするべき感染症と言えます．

　一方，近年では感染予防策に関するデータが多く出されており，予防可能な疾患となってきています．

なぜこの対策が必要なのか

　カテーテル関連血流感染症（catheter related blood stream infection：CRBSI）は，血管内に留置されたデバイスが感染するという特徴から，容易に微生物が菌血症を起こし，重症感染症をきたすという側面があります．医療関連感染症のうち，CRBSI が占める割合は他のデバイス関連感染症とそれほど変わりませんが，血液培養が陽性になるデバイス関連感染症としては最も高頻度に臨床で遭遇する感染症です．

　一方で，CRBSI を減らすための対策は多くの有効な対策が報告されていますので，下記に示す対策を組み合わせて実施することで，発生数を低下させることができます．

どこに確認すればわかるか

　他のサーベイランスと同様に微生物検査室のデータが必要です．これに加えて患者カルテの確認が必要となります．場合により，カテーテルを挿入した場所や消毒方法まで調査する必要があります．

対応のポイント

　CRBSI は，カテーテルの種類により**表1**に示す4種類に分けられます．このうち最も重要なのが，発生総数も多い CV カテーテル感染（CV-CRBSI）です．次に総数が多いのは PV カテーテルが感染する PV-CRBSI となります．

表1　カテーテル関連血流感染症の種類

・CV-CRBSI：中心静脈（CV）カテーテル感染症
・PV-CRBSI：末梢静脈（PV）カテーテル感染症
・A-CRBSI　：動脈（A）カテーテル感染症
・CVP-CRBSI：CV ポート（CVP）感染症

表2　カテーテルごとの皮膚消毒

カテーテルの種類	消毒薬
CV カテーテル	①1％クロルヘキシジン・アルコール混合製剤 ②ポビドンヨード（10％ヨード製剤）
PV カテーテル	アルコール製剤
A カテーテル	最適消毒薬は不明（アルコール製剤，1％クロルヘキシジン・アルコール混合製剤，ヨード製剤など）

ⓐ 手洗い

　CRBSI の原因の代表的な一つは，やはり挿入時の器具の汚染です．まさか術者が素手でカテーテルを挿入することはないとは思いますが，挿入の手技に取り掛かる前に手指衛生を実施することは効果的とされています．WHO が推奨する手指衛生の5つの場面にも，「清潔・無菌操作前」というものがありますが，血管内留置カテーテルの挿入は無菌操作の典型例に該当する場面と考えられます．

　なお，この際の手洗いは，アルコールによる手指衛生か，石鹸と流水を使用した手洗いが通常で，より無菌度が高く，残留性のある消毒薬を使用する手術時手洗いレベルの手指衛生は要求されません（☞ p181 の表1参照）．

ⓑ 患者のカテーテル挿入部皮膚消毒（表2）

　カテーテル挿入部の皮膚消毒は，CV カテーテルの場合，静脈採血の際に行うような皮膚消毒では不十分で，残留性のある消毒薬で消毒することが推奨されています．具体的には，1％クロルヘキシジン・アルコール混

合製剤が最も CRBSI 対策として効果が高く，次いで 10％ポビドンヨード
が効果的とされています．また，その挿入部の皮膚にタンパク質などの汚
れが多い場合には，物理的な除去後に消毒薬を使用した方が効果的である
ため，これらの消毒薬を使用する前にアルコール綿で汚れを拭き取ってお
くか，またはカテーテル挿入前にシャワーを浴びておくなどの対策をする
ことが効果的と考えられています．

　一方で，静脈留置（PV）カテーテルの CRBSI 対策としては，挿入部皮
膚消毒はアルコールによる消毒で十分とされており，1％クロルヘキシジ
ン・アルコール混合製剤やヨード製剤による皮膚消毒までは必要ないと考
えられています．

　A カテーテルは最適な皮膚消毒薬がいまだ定まっていません．現時点
では施設により CV カテーテルに準じた方法を用いている場合と，PV カ
テーテルに準じた方法を用いている場合のそれぞれがあります．

ⓒ マキシマル・バリア・プリコーション

　CV カテーテルを挿入する場合，挿入する医師と挿入される患者が安全
に無菌操作で挿入できるよう，最大限の範囲で滅菌野を確保するマキシマ
ル・バリア・プリコーションという装備を用いた感染対策が必要となりま
す[1]．

　挿入する術者は手袋だけの装着では不十分で，医療用マスク，滅菌ガウ
ン，キャップの装着が必要です．また，患者に掛ける覆布は大きな滅菌ず
みのもので，通常は患者の頭から足先まで全身が隠れるサイズがよいとさ
れています．挿入手技に慣れた医師が行うとしても，例えば手袋だけの装
着で実施すると，うっかり器具が白衣についてしまうことや，無意識に接
触してしまうことが起こりうるとされます．ガイドワイヤーが跳ねてしま
うとか，挿入操作中にカテーテルの一部が覆布から露出した部分に接触す
ることで汚染されるリスクも考えられるため，施設で統一して必要なマキ
シマル・バリア・プリコーション用の防護具を規定し，十分な大きさの覆
布を用意することが大切です．

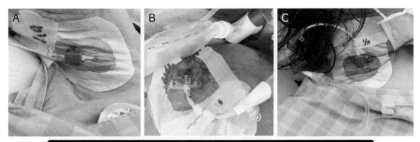

図1　カテーテル挿入部が観察しやすい固定方法

A：観察しやすい固定，B：血液で挿入部が観察できない，C：固定器具が刺入部に近く刺入部が観察できない

ⓓ　カテーテルの挿入部を固定するフィルム

　CVカテーテルの挿入部に貼付する固定フィルムは，クロルヘキシジンを含有するフィルムがよいとされています．これにより，消毒薬が徐放され，持続して菌の発育を阻止してくれるため，消毒薬を含まない透明フィルムと，消毒薬入りのフィルムを比較すると，感染予防効果に差があることが報告されています[2,3]．また，フィルム自体に消毒薬が含有されたもの以外にも，カテーテルの刺入部に消毒薬を含有したスポンジを挟む方法もありますので，施設でどちらかを採用すればよいでしょう．

　また，挿入部が観察しやすいよう固定するのも大切です（**図1**）．観察しにくい場合，感染の発見が遅れるおそれがあります．

ⓔ　不要なカテーテルは抜去する

　医療デバイス関連感染症の鉄則は，やはり不要になったらすぐに抜去することです．血管内留置カテーテルは，必要度が低下してもなお，念のため留置を継続するという判断が起こりやすい医療器具の一つと言えます．

　このため，毎日，そのカテーテルは必要かを評価し，不要になったカテーテルを抜去する体制を築くことが大切です．

ⓕ アクセスポートをゴシゴシ拭く

　カテーテルに側管を繋いで薬剤を投与する際の，その接続部位をアクセスポートと言います．カテーテル側管に他剤を接続することはよく行う行為のため，このアクセスポートの汚染によりカテーテル内に菌が混入することが，実は思った以上に多いのです．ベッド環境には多数の微生物が存在しており，その中でアクセスポートは通常，むき出しになっています．

　ですので，側管を繋いで薬剤を投与する場合には，接続前にこのアクセスポートをアルコール綿でゴシゴシ拭いてしっかり消毒をしてから使用することが推奨されています．これは利尿薬などの側管注射の際も同様ですので，看護師だけでなく医師も十分認識して，忘れずに実施しましょう．

必ず押さえておくべきエビデンス

● Boyce JM: Best products for skin antisepsis. Am J Infect Control **47S**: A17-A22, 2019

　皮膚消毒に関するレビューです．

● Mimoz O, et al: Skin antisepsis with chlorhexidine-alcohol versus povidone iodine-alcohol, with and without skin scrubbing, for prevention of intravascular-catheter-related infection（CLEAN）: an open-label, multicentre, randomised, controlled, two-by-two factorial trial. Lancet **386**: 2069-2077, 2015

　中心静脈留置カテーテルの挿入部皮膚消毒に，ヨード・アルコール製剤よりもクロルヘキシジン・アルコール混合製剤がCRBSI率を低下させるとするランダム化比較試験（RCT）です．

● Guenezan J, et al: Chlorhexidine plus alcohol versus povidone iodine plus alcohol, combined or not with innovative devices, for prevention of short-term peripheral venous catheter infection and failure (CLEAN 3 study): an investigator-initiated, open-label, single centre, randomised-controlled, two-by-two factorial trial. Lancet Infect Dis **21**: 1038-1048, 2021

> 末梢カテーテルの挿入部皮膚消毒に，アルコールよりもクロルヘキシジン・アルコール混合製剤が有意に留置カテーテルの汚染を減らしたとする最新の RCT です．大きなパラダイムシフトを起こす可能性があります．

現場でよく聞かれる Q&A

 CRBSI の感染率が高い場合の具体的な介入方法を教えてください

勉強会を企画する，手順を再確認する，感染率をフィードバックするなどの方法があります

　原因や程度にもよるので一概には言えませんが，例えば知識不足が原因であるならば勉強会を企画します．また予想以上に多いのが，手順の間違いです．手順を統一するため，ドレッシング材の貼り方や交換のタイミングなどの手順を写真入りで A4 一枚などにまとめ，参照しやすいよう作成することも選択肢となります．また，やはり感染率が高いことを現場が認識することも大切ですので，感染率についてのお知らせ文などを作成し，タイムリーにフィードバックしたいところです．

 CV カテーテル留置が長期になる場合は，定期的に差し替えれば，CRBSI のリスクは下がりますか？

CV カテーテルの定期的な差し替えは現時点では効果が不明で，挿入に伴う合併症リスクを加味すると推奨されない，と考えられます

　カテーテルの感染は，日々の感染対策の積み重ねとそのエラーの数により決まります．感染対策のエラーが一つあれば感染は成立するため，カテーテルの新しさよりも，日々の感染対策の精度を上げることが大切です．

 CV カテーテル挿入時，周術期感染予防のように抗菌薬を使用すれば CRBSI のリスクは下がりますか？

予防的な抗菌薬投与によって CV カテーテル感染症が予防できるとするデータはありません

　やはりカテーテル挿入時の皮膚消毒，挿入者のマキシマム・バリア・プリコーションの実施，挿入後の適切な管理が予防のキーとなりますので，予防的抗菌薬投与の適応にはならないと考えられます．

 CV カテーテル感染を起こしましたが，末梢ラインの確保と経口摂取が不可能な場合は，ガイドワイヤーなどを使用した CV カテーテルの差し替えはしてよいでしょうか？

別部位へのカテーテル再挿入が原則ですが，難しい場合は再汚染を覚悟の上で同部位に差し替えることになります

　CV カテーテルを差し替える際には，別部位への再挿入が原則となります．同じ部位だと再感染率が高いためです．どうしても別の部位への挿入

第Ⅳ章　現場の課題をどう解決するか（実践編）

が困難な症例で，ガイドワイヤー下で差し替えることはありますが，感染したカテーテル内にワイヤーを通すとワイヤーが汚染されますので，新しいカテーテルを通過させるときに汚染が移ってしまうことは考慮する必要があります．一時的な菌量の低減にはなるかもしれませんが，やはりいずれ再度差し替えを実施する必要があります．

文　献

1) Raad II, et al: Prevention of central venous catheter-related infections by using maximal sterile barrier precautions during insertion. Infect Control Hosp Epidemiol 15(4 Pt 1): 231-238, 1994
2) Safdar N, et al: Chlorhexidine-impregnated dressing for prevention of catheter-related bloodstream infection: a meta-analysis. Crit Care Med 42: 1703-1713, 2014
3) Wei L, et al: Chlorhexidine-impregnated dressing for the prophylaxis of central venous catheter-related complications: a systematic review and meta-analysis. BMC Infect Dis 19: 429, 2019

5 カテーテル関連尿路感染症を減らしたいとき

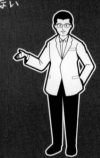

●最重要の checkpoint

カテーテル関連尿路感染症（CAUTI〔カウティー〕）対策

・閉鎖式・無菌操作で挿入する —— 最近の製品はどこもこれ
・尿バッグは常に膀胱より低く！ 移乗時も
　　　　　　　　　　　└── 尿の逆流はダメ
・「楽だから留置」は避ける．早く抜去

●いつまでにやるか　他のことが落ち着いたらで構わない
●優先度　★
●どこに確認すればわかるか
　他のサーベイランスと同様に微生物検査室データ，
医事課データが必要
●主な対象　全尿路感染症例が望ましいが，
　難しければ集中治療部門などに限定

なぜこの対策が必要なのか

　尿道留置カテーテルは最も一般的な医療デバイスである一方，留置患者は1日ごとに3%ずつ細菌尿が増加するとされ，約1ヵ月で全例の尿が細菌尿となることになります．通常の尿は無菌であることからすると異常な

ことです．細菌尿を伴う尿道カテーテル留置患者の全例で尿路感染症を発症するわけではありませんが，尿道カテーテルが医療者やときに患者にとって便利なものであるがゆえに，その留置が不必要に長期に及び，一定の割合で感染症を発症します．この頻度や数を確認することで感染対策に繋げる必要があります．

どこに確認すればわかるか

微生物検査情報は微生物検査室に，カテーテルの使用状況は患者カルテか医事課にあることが多いです．しかし尿道カテーテルが一般的な医療器具であるがゆえに，カルテに情報が残っていないこともあります．

データから，カテーテル留置日数と感染を発症した患者数をもとに感染率を算出します．

対応のポイント

ⓐ 無菌操作で挿入する

尿道カテーテルの挿入は，閉鎖式回路を使用し，無菌操作で行います．今では尿道カテーテルとその挿入セットが販売され，ほとんどの施設で使用されているため，この点はあえて意識をせずとも実施されている対策だと思います．

尿道口の消毒は，以前は消毒薬で行っていましたが，現在は生理食塩水を染み込ませた綿球で実施するのが通常です．

ⓑ 尿バッグの高さは常に膀胱より下に

挿入中は，過度なテンションが掛からない位置で固定して，尿バッグは常に膀胱より下に設置しておく必要があります．これは尿バッグに排出された尿が，膀胱へ逆流することで尿路感染症を起こしやすくなるためです．特に検査やトイレなどで車いすに移乗する，ベッド間を移動する場合に，

表1　東京医科大学病院の尿道留置カテーテルの適応基準
1.　重度の尿路通過障害がある患者
2.　全身麻酔および腰椎麻酔を行う患者（手術直前〜術後1日までの患者に限る）
3.　創部の安静保持や体位の固定などの必要がある患者
4.　厳密な水分出納バランスの収支が必要な患者
5.　泌尿器科的な管理が必要な患者
6.　仙骨または会陰部の開放創があり，かつ尿失禁のある患者
7.　終末期ケアの快適さのためにカテーテル留置が必要な患者

注）ADL低下やマンパワー不足による問題などで挿入しているなどの場合は，最適な留置理由にならない．

尿バッグを患者の体の上に載せてしまう光景をよく見ますので，これは避けましょう．同様に，尿の流れがうっ滞しないように，カテーテルはたわみがないように管理します．

ⓒ　カテーテルを挿入・留置する適応を考えよう

どの医療器具も基本的には同じですが，特に，誰に入れるのか，いつ抜くのかが不明確になりやすいのが尿道カテーテルです．毎回失禁では手がかかるからカテーテルを入れておく，というのは，実際には尿道カテーテルの適応ではありません．各施設で誰に尿道カテーテルを入れるのかの適応基準を作るとよいでしょう（**表1**）．

血管内留置カテーテルと同様に，必要がないなら抜去するのも対策の基本です．それゆえ，どうなったら抜去するのか，また挿入されているバルーンはまだ留置を継続する必要があるのかについても，日ごろからよく検討しなければなりません．

必ず押さえておくべきエビデンス

● Institute for Healthcare Improvemen: How-to Guide: Prevent Catheter-Associated Urinary Tract Infection. <http://www.ihi.org/resources/Pages/Tools/HowtoGuidePreventCatheterAssociatedUrinaryTractInfection.aspx>（2022年

6 月閲覧）

> 　Institute for Healthcare Improvement（IHI）が発表している CAUTI 予防のためのガイドです．

こんな事例がありました

　事例としては色々な取り組み方法がありますが，前述の「必ず押さえておくべきエビデンス」にも記載した IHI の「How-to Guide」で紹介されている 4 つの取り組みがわかりやすい構成となっています．簡単に紹介すると，以下のような内容です．

① Avoid unnecessary urinary catheters.
　不要なカテーテル留置を避ける
② Insert urinary catheters using aseptic technique.
　無菌操作で留置する
③ Maintain urinary catheters based on recommended guidelines.
　推奨されるガイドラインを遵守する
④ Review urinary catheter necessity daily and remove promptly.
　毎日カテーテルの必要性を確認し，すぐに抜く

　多くの医療施設では②の無菌操作での留置は実施されていると思います．また，③のガイドラインの遵守は，言うは易し行うは難しであり，わかってはいても，実現のためには複数の取り組みと改善が必要となります．
　一方で，①の不要なカテーテル留置を避ける，つまり留置の適応を明確化し遵守することと，④の必要性を毎日評価し，不要な尿道カテーテルを抜去する取り組みは，まだ実施していない施設が多く，けれど実際の取り組みを開始しやすい対策だと思われます．CAUTI を減らすために，まずはこの視点での活動を追加してみるのはどうでしょうか．

現場でよく聞かれる Q&A

 必要と評価して尿道カテーテルを挿入している場合，定期的な交換は必要ですか？

尿道カテーテルは定期的な交換は不要とされています．もし閉塞や漏れがある場合には，その都度，カテーテルの交換が必要です

Column　カテーテルラウンドが効果的？

定期的に挿入されたカテーテルが必要かをチェックするラウンドを行うと効果的であるとする報告があります[1, 2]．血管内カテーテルも尿道カテーテルも，挿入時よりはいつ抜去するかの方があやふやになりやすい傾向にあります．感染対策の一環として，ICT から，これを定期的にチェックする取り組みを提案してみてはどうでしょうか

文　献

1) Dumigan DG, et al: Utilizing national nosocomial infection surveillance system data to improve urinary tract infection rates in three intensive-care units. Clin Perform Qual Health Care **6**: 172-178, 1998
2) Meddings J, et al: Reducing unnecessary urinary catheter use and other strategies to prevent catheter-associated urinary tract infection: an integrative review. BMJ Qual Saf **23**: 277-289, 2014

6 人工呼吸器関連肺炎を減らしたいとき

●最重要の checkpoint

適切な鎮静レベルと早期抜管

人工呼吸器関連肺炎（VAP）対策
・閉鎖式回路がよい，吸引も閉鎖式
・カフ上吸引ができるチューブ
・自発呼吸トライアル（SBT）
・適切な鎮静レベル
・口腔ケアがやっぱり大切
・30〜45°上体を起こした管理

●いつまでにやるか　他のことが落ち着いたら
●優先度　★
●どこに確認すればわかるか
　レスピレータの使用リスト，微生物検査室データ，
カルテによる臨床情報から判断する
●主な対象　人工呼吸器使用症例

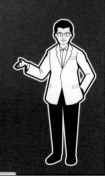

近年，各感染予防策により人工呼吸器関連肺炎（ventilator-associated pneumonia：VAP）の頻度は低下していますが，発症した場合に死亡率が高いことは事実です．また，術後はVAPのハイリスクともなります．感染対策部門だけでなく，オペ室や集中治療部門とも連携を取りながら対策を進めましょう．

なぜこの対策が必要なのか

発症時の死亡率が高い一方で，各感染予防策によりある程度予防可能であるためです．

どこに確認すればわかるか

レスピレータの使用リスト，微生物検査室データ，患者カルテによる臨床情報から判断しましょう．

対応のポイント

もちろん人工呼吸管理の適応を適切に管理することが前提ですが，この点については，多くの場合，集中治療医の管理により問題が少なくなっています．

ポイントとしては，長期の挿管を避けることと，挿管を継続する場合には，1日1回鎮静を切って自発呼吸トライアル（SBT）を行うことです．また，過鎮静にならないような管理もVAPの予防に効果的で，これらの取り組みはそのまま他の非感染性合併症の対策にもなります．

回路は閉鎖式回路が望ましく，吸引するたびに開放されないように呼吸器回路に閉鎖式吸引が組み込まれていることを確認しましょう．閉鎖式吸引器は吸引の方法に慣れが必要ですが，吸引するスタッフにとっても湿性生体物質の曝露がなくなります．また，現在では口腔内の分泌物が気道内に垂れ込まないように，カフ上吸引が可能なチューブが一般的になってき

ていますので，こまめにカフ上の溜まりを吸引するようにしましょう．

　そのほか，SBT として 1 日 1 回鎮静を弱くして自発呼吸が出るかを確認するとよいとされています．可能な限り生理的な状態であることが感染の予防に共通することです．

　肺炎の予防には，全般的に口腔ケアが大切で，これは VAP の予防にも繋がります．また，体を常時仰臥位にしておくよりも，上体を 30〜45°にギャッジアップして管理することが効果的とされています．

必ず押さえておくべきエビデンス

● Klompas M, et al: Strategies to prevent ventilator-associated pneumonia in acute care hospitals: 2014 update. Infect Control Hosp Epidemiol **35**（Suppl 2）: S133-S154, 2014

> SHEA（米国医療疫学学会）による VAP 予防のガイドラインです．

● Kuriyama A, et al: Impact of closed versus open tracheal suctioning systems for mechanically ventilated adults: a systematic review and meta-analysis. Intensive Care Med **41**: 402-411, 2015

> 吸引チューブは開放式か閉鎖式のどちらがよいのかについてのメタアナリシスです．閉鎖式が開放式に劣ることはない，という結論です．

● Makris D, et al: Ten ineffective interventions to prevent ventilator-associated pneumonia. Intensive Care Med **44**: 83-86, 2018

> VAP 予防として実施されていますが，無効と考えられる 10 個の対策をまとめています．残留胃液の測定，経腸栄養，胃酸抑制薬，予防的抗菌薬投与などが挙げられています．

現場でよく聞かれる Q&A

Q 口腔ケアのリンス水，カップの交換頻度はどのくらいがよいでしょうか？

口腔ケアは滅菌水である必要はなく，水道水で問題ないため，口腔ケアごとに必要な分だけ紙コップなどに水を汲んで使用します．コップは紙コップにして単回使用とする方が，後の洗浄の手間が減るのでお勧めです

Q 吸引に使用する吸引チューブ，洗浄水の交換頻度はどのくらいがよいでしょうか？

吸引チューブは毎回新しいものを使用し，洗浄水は閉鎖式では単回使用を，開放式の場合も滅菌水を定期的に交換することをお勧めします

　吸引は口腔ケアと異なり，セミクリティカルな清潔度の手技となりますので，使用する吸引チューブは毎回新しいものを使用します．以前は同じ吸引チューブを複数回使用することもありましたが，ベッドサイドにそのチューブを保存することによるチューブ自体や周囲への汚染リスクがあるため，避けた方がよいと考えられます．

　洗浄水は閉鎖式吸引の場合には単回使用の吸引洗浄用滅菌水を使用することが多く，開放式吸引の場合には1ボトルの滅菌水を小分けにして使用しますが，この滅菌水は毎日交換するなど定期的な交換頻度を設定する必要があります．

第 V 章

現場の課題をどう解決するか
（緊急対応編）

　この章では，大きなトピックスごとに対処方法をまとめています．知見の集積により望ましい対応に変化が出ることがあるため，最新の情報を加味して理解することが大切です．

7 COVID-19 患者が出たとき

●最重要の checkpoint

とにかく迅速な封じ込めが大切.
少し様子を見るだけでクラスターに

COVID-19 は患者が診断された時点ではすでに多数の人に移しているかもしれない

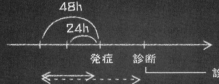

48h

24h

発症　　診断

この時期に PPE などが不適切だと
感染拡大している

診断が遅れると
もっと risk 拡大

●いつまでにやるか
可及的速やかに情報収集し対策を講じる

●優先度　★★★

●どこに相談すればわかるか　実際に現場に情報を確認する

●主な対象　陽性者と濃厚接触者に迅速に対応する

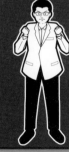

　新型コロナウイルス感染症（COVID-19）に対する感染対策のうち，最も注力しなければならないのが，院内での患者の発生と，さらにその伝播が発生したときです．症状が出現する前に感染性のピークがある本疾患の特徴がこの問題を大きくさせ，気づいたときにはクラスター（アウトブレイク）となっていることも少なくありません．

　またCOVID-19対策は特別な対策を強調するよりも，むしろ標準予防策をこれまで以上に徹底することが重要です．

なぜこの対策が必要なのか

　COVID-19は症状出現前（48時間前）の無症状期から強い感染性があることが知られており，施設内でCOVID-19の陽性者が出た場合，発見時よりも前に感染性が出現していることが多いと思われます．このため，陽性者を1名でも発見したときにはすでに施設内に多数の感染者がいて，深刻なクラスターと化していることを意味するかもしれません．他の院内伝播事例への対応と原則は同じですが，速度感を持って対応を開始することが大切です．

　実際，COVID-19ほど，対応の迅速さが必要な感染性疾患はないかもしれません．とにかく対応を急ぎましょう．そして最大点の安全域を確保した対策を実施します．

どこに確認すればわかるか

　実際に対応した現場に情報を確認しますが，①症状の有無だけでなく，②誰と誰が同じ部屋にいたか，③その際にマスクを着用していたか，④距離はどれくらいか，⑤時間はどれくらいかなどを詳細に確認します．

対応のポイント

ⓐ 陽性者の行動履歴をチェックしよう

　これは濃厚接触者の追跡調査とも呼ばれますが，診断より前，症状出現の 48 時間前からの行動履歴を詳細にチェックします．この際，感染伝播が起こりやすい状況を重点的に聴取します．感染伝播が起こりやすい場面は，①マスクのない状態で，②1〜2 m など近距離で，③向かい合って会話をした，または医療処置やケアをした，ことです．これは濃厚接触者の定義に合致したものです．

　実際には聴き取るべき情報がとても多いので，現場責任者などにも協力してもらい，行動調査票にシステマティックに情報を収集することが大切です．

　そして陽性者の濃厚接触者に該当したスタッフは，最終接触日から規定の日数の就業制限を実施します．また濃厚接触者に該当する患者は，規定の日数の隔離予防策を実施しますが，これは COVID-19 の発症者と同様のレベルでの対策を意味します．クラスター発生の場合には，この濃厚接触者の扱いが曖昧なことが原因の 1 つであることが多いと考えられます．

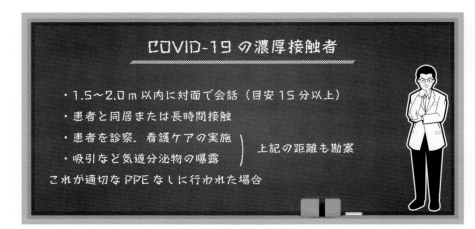

COVID-19 の濃厚接触者

・1.5〜2.0 m 以内に対面で会話（目安 15 分以上）
・患者と同居または長時間接触
・患者を診察，看護ケアの実施
・吸引など気道分泌物の曝露　　上記の距離も勘案
これが適切な PPE なしに行われた場合

ⓑ マスクのない会話を徹底的に排除しよう

　感染伝播の多くは，発症し隔離された患者からの伝播ではなく，発症前の無症状期にマスクなどの個人防護具（PPE）がない状態で長時間会話などの接触があった場合に発生します．この無症状期は，本人は元気ですので，自由に動き回り，まさか自分が他者に感染を伝播させているとは気づかずに会話をしてしまいます．**COVID-19 の世界的大流行はこの症状出現前の感染可能性**に原因があると言えます．

　マスクがない会話は，休憩室や食堂など気が緩んだ場面で起こりやすい傾向にありますが，多くのクラスター発生にこの休憩室や食堂でのマスクがないスタッフ間の会話が関連していることに留意しましょう．ICT としてこれを見回って指導していくことが大切です．

ⓒ 患者のマスク着用も同様に確認しよう

　医療施設の場合，スタッフがマスクをしているだけでは対策が不十分なことが多く，**患者にも同様にマスクの着用を依頼**します．医療現場では，患者の声を聞き取るため，または患者へ安心感を与えるために，医療者が顔を近づける習慣があります．しかし，これが大きな脅威となります．流行期には，COVID-19 と診断される前の患者に，不十分な PPE の着用状態で接触したことにより，医療者が感染する事例が多数見られました．患者にもマスク着用の依頼をする対策が十分にできているのか，ICT が確認しましょう．

ⓓ 手指衛生の遵守状況を確認する

　これまでも繰り返し述べてきましたが，どの感染性疾患への対策を考えても，やはり手指衛生は基礎となります．COVID-19 対策も同様で，WHO が推奨する 5 つの場面（①患者に接触する前，②無菌操作をする前，③体液曝露リスクの後，④患者に接触した後，⑤患者環境に触れた後）での手指衛生の実施を確認することが大切ですし，これまで以上に手指衛生の習慣が向上している必要があります．適切な手指衛生を実施せずに，

PPE ばかり装着しても，効果は十分には発揮されません．

ⓔ PPE の使用状況を確認する

　PPE の適切な使用も COVID-19 対策には必須となります．ただし，この際，PPE を装着しすぎていないか，過多になっていないかも確認するようにします．不安感から種々の PPE を装着しすぎると，場合によっては PPE を脱ぐ際に自身を汚染してしまうことも想定されます．必要な PPE を必要なタイミングで装着し，不要になったら脱ぐ，という標準予防策の原則をこれまで以上に遵守することが大切です．

必ず押さえておくべきエビデンス

● Johansson MA, et al: SARS-CoV-2 transmission from people without COVID-19 symptoms. JAMA Netw Open 4: e2035057, 2021

　SARS-Cov-2 が無症状者からどれくらい伝播をしているかの報告です．

● Richardson S, et al: Presenting characteristics, comorbidities, and outcomes among 5700 patients hospitalized with COVID-19 in the New York City area. JAMA 323: 2052-2059, 2020

　COVID-19 の臨床像がまとめられています．また，混合感染はまれなことが示されています．

● Chu DK, et al: Physical distancing, face masks, and eye protection to prevent person-to-person transmission of SARS-CoV-2 and COVID-19: a systematic review and meta-analysis. Lancet 395: 1973-1987, 2020

　人との距離，マスク，目の防護の必要性についてのメタアナリシスです．

● Moore G, et al: Detection of SARS-CoV-2 within the healthcare environment: a multi-centre study conducted during the first wave of the COVID-19 outbreak in England. J Hosp Infect **108**: 189-196, 2021

> SARS-Cov-2 が環境面や空気中にどれくらいいるかについての報告です．環境面からウイルスは検出されていますが通常の消毒でマネジメント可能で，空気中のウイルスは感染を起こす量ではないことが報告されています．

● Garrido-Molina JM, et al: Disinfection of gloved hands during the COVID-19 pandemic. J Hosp Infect **107**: 5-11, 2021

> 手袋の上から消毒薬を使用するとどうなるかについての報告です．アルコール製剤はゴム強度の劣化を起こすことが示されています．

現場でよく聞かれる Q&A

大部屋から COVID-19 患者が出た場合の濃厚接触者の範囲は，どの程度と考えたらよいでしょうか？

同室者の場合には，現在のところ伝播が発生しやすいため，カーテンで患者の間を仕切っている場合でも同室者全員を濃厚接触者とする方が安全です

　細かく言うと，隣であるがそれ以上離れているか，全員マスクをしていたか，吸引などの気道ケアがあったか，などにより，実際の伝播の成立リスクは異なります．濃厚接触者は他の集団より発症リスクが高い患者であることには変わりはないため，個室やコホートによる隔離が必要です．

Q COVID-19 患者が出た場合，新規入院受け入れ，同室者以外の転院・退院は可能でしょうか？

A 伝播経路（疫学的リンク）が判明しているなら可能ですが，判明していないなら新規入院受け入れは中止する必要があります．同室者以外の転院・退院も感染の可能性を確認した上でなら可能です

　疫学的なリンクがわかり伝播の経路が判明している場合には，新規の入院を受け入れることは可能です．しかし，発症していく患者がそれぞれどの発症者から伝播したか説明できない，疫学的なリンクがない発生様式の場合には，新規の入院受け入れは中止する必要があります．COVID-19 は伝播のスピードが速いため，疫学的リンクをたどることが難しいことが多く，同時多発的に症例が発生するので，多くの場合，新規の入院受け入れを停止します．転院・退院は伝播の原因となりうる患者が同室にいないこと，発症した医療者が適切な PPE を着用し接触していたことが確認できれば，転院や退院は可能です．ただし，転院は受け入れ先の医療施設の判断も加わりますので，多くの場合，転院が困難となることも経験します．

Q 伝播事例が発生している病棟に入院している患者が，リハビリテーション，検査，外来に移動してもよいでしょうか？

A 各施設の規定にもよりますが，医療用マスクを装着の上でなら構いません

　発症していない患者は，リハビリテーションや検査，外来に移動することは問題ありません．ただしこの際，**後に発症しても他への伝播が発生しないように医療用マスクを常に装着するように患者に依頼**することを忘れ

ないようにしなければなりません．発症者がリハビリテーションや検査，外来に移動できるかは施設によりルールが異なります．発症者であっても，医療用マスクを着用していれば短時間の移動で他へ伝播させることはありません．しかし，1時間など長時間にわたり同じ場所で治療を実施する場合には，マスクがズレるなどのリスクもあるため，またマスクによる飛沫拡散予防効果は100%ではないため，病室への訪問リハビリテーションなどに変更する方が安全と言えます．

Q 入院患者全員を対象に COVID-19 の入院前のスクリーニングをすることに意味はありますか？

A 市中の感染状況によって効果が見込めますが，検査結果が絶対ではないことを患者に伝えておくことが大切です

　市中の感染者数が少ないときには，入院前にスクリーニング検査を実施しても捕捉される可能性は低くなりますので，必ずしも入院前スクリーニング検査は必要ではありません．市中の感染者数が多くなると，入院患者が入院時に感染している，または入院後に発症するリスクが上がりますので，入院前スクリーニングは効果があるかもしれません[1]．大切な点は，検査は万能ではないため，入院時に検査で陰性であった患者が入院後に発症しても他への感染が少なくなるように患者教育を行い，患者へのマスク着用の依頼や手指衛生の実施，症状出現時の申告などを伝えることが大切です．

文　献

1）Nakamura I, Itoi T: Universal PCR screening for coronavirus disease 2019 in asymptomatic patients on admission. Clin Microbiol Infect **27**: 658-659, 2021

2 結核患者が出たとき

●最重要の checkpoint

何の検体で検出されていて，塗抹検査で菌が見えるのか

「結核菌が陽性です」
- 検体は？　　喀痰……感染性がある
　　　　　　　非気道検体……たぶん感染性がない
- 塗抹検査は？　　陽性なら……感染性がある
　　　　　　　　陰性なら……3回 check して判断する
- スタッフ・患者のリストアップ　　同室，吸引，気管支鏡など
- IGRA（IF-γ releasing assay）の check

●いつまでにやるか　早めに情報収集
●優先度　★★★
●どこに相談すればわかるか
　実際に対応した現場に情報を確認する
●主な対象　結核疑い症例や結核症例

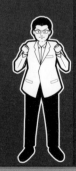

　本邦は先進国の中でも結核発生率が高い国であり，結核症例が入院患者に紛れ込んでいることがあります．院内での結核発症は，通常，他の患者や医療者に長期の曝露を起こしている場合が多く，診断時に早期に隔離することと，確実な接触者調査を実施することが大切です．

なぜこの対策が必要なのか

院内での結核発症は，他への感染拡大を起こしている可能性があり，また発症により予後が悪化することがあるため，確実な対策が重要です．

どこに確認すればわかるか

カルテから患者の臨床情報を確認し，使用した病室や検査などを洗い出して確認します．場合によっては，咳込みがどれくらいあったか，気道分泌を誘発する医療行為がどれくらいあったかを現場に確認する必要があります．

対応のポイント

ⓐ まず確認すべき感染性について

結核患者が発生したとき，それはつまり抗酸菌培養で結核菌が陽性になったとき，または遺伝子検査で結核が陽性となったときだと思います．このとき，まず気になるのが他への影響がどれくらいあるのかですが，ポイントは検体が気道検体かそれ以外か，です．もし結核菌が検出された検体が喀痰であれば他への感染性がある可能性が高いのですが，例えば細胞や組織であれば感染性がある可能性はかなり低くなります．つまり，喀痰に含まれた結核菌は空気感染を起こしますが，非気道検体に含まれた結核菌は空気感染予防策が必要となることはほぼありません．

喀痰などの気道検体から結核菌疑いの報告が来たときには，検体の抗酸菌染色の塗抹検査で菌が確認できるかを確かめます．これがいわゆるガフキー号数による検査で，通常はガフキー陽性となり，号数が大きいほど感染性が強いことを意味します．また塗抹検査は3回繰り返すと，偽陰性を無視してもよいと考えられますので，もし3回連続陰性であれば，気道検

> ## Column 　喀痰の抗酸菌塗抹検査が 3 回陰性であれば，確実に安全か
>
> 　喀痰の抗酸菌塗抹検査が陰性であれば，他への感染性があるほどの菌量がないことを意味します．3 回繰り返してすべてが陰性であれば，通常は他への感染性はないと判断し，標準予防策での対応となります．同様に感染症法の入院勧告の対象でもなくなります．
>
> 　それでは，3 回陰性で本当に感染性がないかというと，実際には，毎日一緒に暮らして寝室が同じ家族であるとか，病室でも吸引が頻回な症例の同室者という場合で，伝播が成立しているケースはあります．
>
> 　過大に心配する必要はありませんが，塗抹検査が陰性でも伝播が起きる可能性がまれに存在することは認識しましょう．

体からの結核菌の証明があっても非感染性と判断します．

ⓑ 画像検査による感染性の判断

　肺結核の場合，胸部画像検査も感染性の判断の参考にします．特に広範囲の肺病変や空洞形成がある場合には，塗抹検査が陰性でも注意深く抗酸菌検査を繰り返して，本当に感染性がないのかを判断します．

　画像の読影には，放射線診断専門医や呼吸器専門医に協力してもらうようにしましょう．

ⓒ 結核疑い，または結核患者への感染予防策

　結核が疑われる，または結核と診断された患者に対しては，空気予防策を適応します．つまり，医療者は N95 マスクの装着を行い，患者を陰圧室へ移動します．やむを得ず等圧室での管理を行う場合には，2 ヵ所以上の空気の通り道を作りますが，一般的な病院設計では，2 ヵ所の空気の通り道を作りつつ，廊下やスタッフステーションに空気が戻らないようにすることは困難です．

　患者自身が病室にいる場合には，患者の個人防護具（PPE）の着用は不

要ですが，放射線検査などで陰圧室を出る場合には，患者には N95 マスクではなく医療用マスクを着用してもらいます．これは，患者から排出された気道分泌物が乾燥して飛沫核になった段階ではじめて N95 マスクによる防護が必要であり，患者の気道から排出されたばかりの気道分泌物はまだ飛沫核になっていないため，医療用マスクで十分なためです．また，患者への N95 マスクの着用は呼吸努力を強いることになるため避けましょう．

d 同室患者やスタッフのリストアップと追跡調査を行う

気道検体，特に喀痰の塗抹検査が陽性である場合には，他への感染性があると判断して，同室にいた患者や関わったスタッフのリストアップを行います．患者に行われた医療行為のうち，特に気道吸引や気管支鏡，消化器内視鏡などの咳込みが起こりそうなもの（感染のリスクが高いもの）を重点的にリストアップします．通常，この追跡調査は，数日，場合によっては 1 ヵ月以上過去の行動履歴を調査することになりますので，時間が経っていれば経っているほど，記憶が曖昧になります．

喀痰の塗抹検査陽性の報告が来たら，現場に協力してもらいながら早めに作成しましょう．

e どこまでリストアップするのか

接触者のリストアップを実施すると，長時間の接触から数分などの軽い接触まで，リスクの高い・低いが分かれていきます．その結果，いったいどこまでを対策の該当者としてリストアップすればいいのか迷うことが多くなります．

この際のポイントとしては，まずは考えられる対象を全例，列挙することです．時間が経つと誰がどれくらい接触したのかの記録や記憶が不明確になりやすいためです．そのリストをもとに，次の段階としてリスクの高い集団（第一同心円）に対し接触者検診を実施し，陽性例が出るようであれば，次にその検診の対象者を拡大（リスクの順に第二同心円，第三同心円）していく方策を取るのが現実的です．

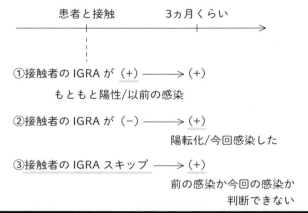

図1　接触者調査における IGRA の考え方

患者接触直後の IGRA は実施するのが望ましいが，必須ではない．

f　接触者検診を実施する

　前述の追跡調査に基づいて，結核の接触者検診を実施します．

　最終的にはこの対象者は管轄の保健所が指示をすることが多いのですが，この判断には長いときで数ヵ月の時間を要することもあることから，まずはそれぞれの施設でできることを開始します．以前は接触者検診には画像検査が使用されていましたが，インターフェロンγ遊離試験(interferon-γ releasing assay：IGRA）による検診が主体となってきています．

　結核菌の曝露からそれほど時間が経っていない時点であれば，血液検査で IGRA を実施し，その接触者が今回の曝露前に結核菌感染を起こしたことがあるかを判断します（図1）．IGRA の陽転化には曝露から数ヵ月を要するため，もし今回の接触直後に IGRA が陽性であれば，過去にすでに結核菌に感染していることを意味します．今回は陰性で，数ヵ月後に陽転化すれば，それは今回の結核症例への曝露により結核菌感染が成立したことを示します．

　同様に，これらの感染の既往や新規感染成立の判断に胸部 X 線検査を利用することもありますが，やはり軽微な陰影の見落としがあるため，近

年は IGRA を積極的に使用し，IGRA 陽性の症例や，咳や発熱などの臨床症状が出現している症例に対して X 線や CT を使用するように変化してきています．

必ず押さえておくべきエビデンス

●日本結核病学会：結核診療ガイド，南江堂，2018

本邦の現状を踏まえた上でのエビデンスに基づいた対応がまとめられています．ICT の対応において最も参考になるものです．

現場でよく聞かれる Q&A

 空気感染予防策は，痰の検査を実施するときから必要ですか？

結核疑いの程度によっては，陰圧装置のない一般個室でも採痰可能です

　一般病棟に入院中の患者で，可能性は低いけど，結核否定のために塗抹検査を出すこともあります．これは病院によりルールが異なりますので，そのルールに従うのがよいと考えられます．医師がそれぞれの症例ごとに判断する選択肢もあり，疑いが低い場合には陰圧装置のない一般個室で採痰し，可能性が高い場合には陰圧装置の付いた個室や採痰用ブースで採痰することも可能です．ただ，疑いの程度に問わず，全例で抗酸菌用の痰検査を実施する場合に陰圧環境での採取をルールとすると，その労力から抗酸菌検査が抑制される可能性があり，結果として院内での発症が増える側面も考える必要があります．

Q 活動性肺結核の患者に感染対策をしないで接触してしまった場合，必ず感染しますか？

必ずしも感染が成立するわけではありません

　一瞬同室になったというだけでは感染が成立することはないと考えてよいですが，患者の排菌量や患者との接触時間，吸引や気管支鏡などの医療行為の種類などにより，そのリスクは大きく異なります．接触者調査でも，これらの事項を加味してリスクの程度を判断しています．

Column　穿刺した膿瘍が結核菌陽性だった

　結核菌を想定せず膿瘍を穿刺し，結果として膿瘍から結核菌が検出されることがあります．穿刺術は結核用の予防策ではなく標準予防策で実施していると思いますので，膿から感染しないか，あるいは穿刺で穴を開けてしまったところから感染性のある結核菌が排出されないかなど，不安になることが多いようです．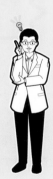

　しかし実際には，その膿をドライヤーで乾かして空気中に巻き上げる，組織を粉塵化させるような機器で処理するなどの対応をしない限り，他への感染性はないと考えて問題ありません．

3 レジオネラ肺炎患者が出たとき

●最重要の checkpoint

院内発症だった場合は，重大事象と捉える

・レジオネラ肺炎は致死的

┌─── レジオネラ肺炎は
└────── 院内発生する

・水に関連したすべての設備・機器が院内感染の原因に
・多くは過少診断なため，1例見つけたら重大
  └─── 氷山の一角‼
・給水・給湯系の塩素 check，温度管理 check が大切

●いつまでにやるか　早めに情報収集
●優先度　★★★
●どこに確認すればわかるか
　院内すべての水場が原因となりうるため，
　実際に対応した現場に必ず情報を確認する
●主な対象　発症した症例への対応が中心

　レジオネラ属菌は市中肺炎の有名な起因菌ですが，院内肺炎としても重
要な疾患の一つです．病院のすべての水関連設備が原因になりうるため，

その原因が突き止められず見逃されている可能性があります．院内でレジオネラ属菌の症例を診断した場合には，氷山の一角と考え，広く調査をする必要があります．

なぜこの対策が必要なのか

　レジオネラ肺炎の症例数はそれほど多くないため，日常の感染対策で症例に対峙することはまれと思われますが，免疫不全者や基礎疾患がある症例では，致死率も高く重要な感染性疾患と言えます．

　レジオネラ肺炎は汚染された水環境から感染が成立するとされていて，症例を確認した場合には，どこが原因となっているかの調査が行われます．市中発症の場合には，保健所が主に調査を実施しますが，院内発症の場合，医療施設の設備のどこかにその汚染源が存在することを意味するため，早急な対応が必要です．

対応のポイント

ⓐ 発症患者への対応

　発症患者は呼吸不全が進行する可能性が高く，早期の治療開始が必要です．レジオネラ属菌は後に述べるクーリングタワーなどからの粉塵・エアロゾルが伝播の原因になりますが，患者の気道分泌物からの空気感染は通常，発生しないと考えられます．患者への感染予防策は空気予防策ではなく，標準予防策での対応となります．

ⓑ 原因の調査

　まずはレジオネラ属菌の汚染箇所を調べますが，実はこれがとても大変です．理由としては，水回りのすべてに可能性がある上に，スワブ培養などの少量の検体では検出できず，水であれば 500 mL などの大きな検体採取が必要となること（**図 1**），培養検査は一般培養では検出できず専用の

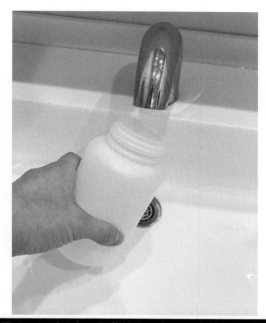

図1　レジオネラ属菌検出のための水検体の採取

採水は，少量の水では不十分なため，数百 mL 以上のボトルに採
水し，その水をフィルターで濾過した後，そのフィルターを培養
する．

培地を使用しなければならないことなどが挙げられます．また数ヵ所の検
体採取では検出できないことが多く，検出陰性であることがすなわち汚染
がないことを意味するとは限らないことも，対応の難易度を上げる要因と
なっています．

　汚染されている可能性がある箇所は，①クーリングタワーの冷却水，②
蛇口自体と蛇口から出る水や湯，③シャワーヘッド，④給水・給湯の配管，
⑤貯水槽・貯湯槽など，水に関連するすべての設備で，施設内の噴水や水
槽が原因となっていたという報告もあります．これらの設備は専門的知識
がないと構造が理解できず，場合によっては理解不足のまま，どこのサン
プルを採取すれば設備全体の状況を把握できるのかの判断をしなければな

りません．この点は，調査を保健所や外部の専門家に相談することも選択
肢となります．

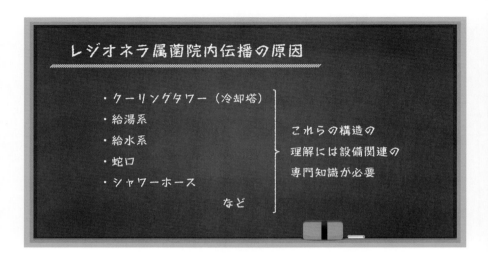

ⓒ 症例の探索

　レジオネラ肺炎と確定診断された患者がいた場合，市中発症では複数の
医療施設を受診する可能性が高く，症例を追加で探索することは難しいか
もしれません．

　一方で，院内発生のレジオネラ症の場合には，院内に汚染の原因がある
可能性があるため，未診断の他の患者の原因不明の肺炎はレジオネラ肺炎
である可能性があります．

　また，免疫不全状態ではない患者では，レジオネラ属菌に感染しても発
熱のみのポンティアック熱（pontiac fever）になるだけですので，レジオ
ネラ肺炎の患者が出た施設では，原因不明の発熱がレジオネラ症の一部で
ないかを疑い，対象となる集団や病棟などに対して症状スクリーニングと，
必要に応じたレジオネラ属菌検査を実施することを検討します．

ⓓ 給湯系の温度管理を確認する

　水場へのレジオネラ属菌の定着に際して，給湯系の不十分な加熱が原因であることがよくあります．人肌にちょうどいい温度は，レジオネラ属菌の発育を促進する温度でもあります．そのため，施設内の全配管でくまなく45℃以上を保つ必要があり，給湯系の中枢側にあたる貯湯槽は60〜65℃以上に設定する必要があります．

　給湯系の温度の低下は，給水系と近接して走行する箇所や，流れのよどみが発生する箇所などで起こりやすいとされています．また，使用頻度の低い給湯系の蛇口では，中央配管からシンク，蛇口までの給湯が冷却されてレジオネラ属菌の定着に有利に働くことから，定期的な給湯の使用による配管の加熱が必要と考えられます．

ⓔ 給水系は温度と塩素濃度管理を確認する

　給水系は全配管で温度を25℃以下に保つこと，また蛇口末端の塩素濃度を0.2 ppm以上に保つことが，レジオネラ属菌管理には必要とされています．とはいえ，常にこれが満たされている施設は少ないと思います．

　施設内でレジオネラ症が発見された場合には，施設の給水系でこれらの条件が満たされているかを確認しなければなりません．温度や塩素濃度については，蛇口末端で測定することで全配管がその条件を満たしていると考えられますので，患者が発生した病棟などを1単位として，全蛇口末端の条件を測定しましょう．

　給湯系の場合と同様に，使用頻度が低い蛇口でこれらの条件を満たさないことが多いため，日常的にすべての蛇口を定期的に使用し，長期間未使用となる蛇口がないように管理していくことも大切です．

必ず押さえておくべきエビデンス

● Kanamori H, et al: Healthcare outbreaks associated with a water reservoir and infection prevention strategies. Clin Infect Dis 62: 1423-1435, 2016

　水回りが微生物のリザーバーになっている事例をまとめた代表的な総説です．

● Nakamura I, et al: Persistent Legionella contamination of water faucets in a tertiary hospital in Japan. Int J Infect Dis **93**: 300-304, 2020

　水道蛇口がレジオネラ属菌で汚染されていた事例の報告です．

● European Centre for Disease Prevention and Control: European technical guidelines for the prevention, control and investigation of infections caused by Legionella species. <https://www.ecdc.europa.eu/en/publications-data/european-technical-guidelines-prevention-control-and-investigation-infections> （2022 年 7 月閲覧）

　レジオネラ属菌の予防と対策に関する欧州疾病予防管理センター（EDCD）のガイドラインです．

こんな事例がありました

　レジオネラ肺炎の院内発生を契機に特殊浴槽（機械浴）の調査をしたところ，底が二重底になっており，貯留していた水を培養したところレジオネラ属菌が検出されました．底とその下の底の間は洗浄できないため，専門清掃業者に依頼し洗浄を実施しましたが，設備管理の盲点が原因となっていることがわかりました．

現場でよく聞かれる Q&A

Q レジオネラ肺炎ってあんまり見ませんけど，診断ができていないだけでしょうか？ 痰培養で検出されないのでしょうか？ 特別な検査が必要ですか？

A レジオネラ属菌は一般細菌用の培地に発育しにくいため，診断されずに見逃されている可能性があります．尿中検査が必要ですが，あまり感度は高くないです

　尿中検査でレジオネラ抗原を検出して診断されていますが，この尿中抗原検査の感度も高くないことから，これも診断されずに見逃されている原因となっています．もし1例でもレジオネラ肺炎が診断されたらそれは氷山の一角であると考える必要があります．

Q こんなに大変な感染なら，定期的に環境培養を行いチェックした方がいいのでしょうか？

A もちろんした方がよいのですが，誰がやるか，コストはどうするかなどの課題が多いのが現状です

　定期的なクーリングタワーのレジオネラ属菌検査は必須となっていますが，病院内の給水や給湯系の調査は実施されていない施設もよくあります．理想的には患者が使用する給水や給湯系の定期的な培養検査が望ましいと考えられますが，誰がやるか，どの箇所をどの頻度で実施するか，そのコストをどう補填するかなど，本邦の現状としては問題が多く残っています．

索 引

欧 文

和　文

著者紹介

なかむら　いたる
中村　造

東京医科大学病院　感染制御部
准教授

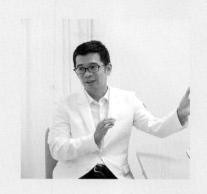

略　歴

2004 年　東京医科大学 卒業
2004 年　立川相互病院 初期臨床研修医
2006 年　東京都立墨東病院 内科系後期研修医
2009 年　東京医科大学病院 感染制御部 助教
2015 年　同 講師
2016 年　同 副部長
2018 年　英国 Liverpool School of Tropical Medicine 留学
2020 年　東京医科大学病院 感染制御部 准教授

専門分野　　　臨床感染症，薬剤耐性菌の治療，院内感染対策
その他の仕事　Hospital Water Hygiene 研究会 代表世話人，
　　ラジオ NIKKEI 第 1 ドクター DJ，東京都福祉保健局アドバイザー
著　書　　　『R75 高齢者感染症診療のキホン』医事新報社，2020 年
趣　味　　　バドミントン，ジムトレーニング
最近の関心事　運動による健康維持

感染対策はこわくない！
ICT 初心者のための必携対応マニュアル

2023 年 1 月 30 日　発行	著　者　中村　　造
	発行者　小立健太
	発行所　株式会社 南 江 堂
	⬛113-8410　東京都文京区本郷三丁目 42 番 6 号
	☎(出版)03-3811-7236　(営業)03-3811-7239
	ホームページ https://www.nankodo.co.jp/
	印刷・製本　壮光舎印刷
	装丁　星子 卓也

Don't be Afraid of Working in Infection Prevention and Control
© Nankodo Co., Ltd., 2023

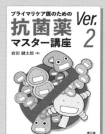
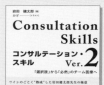